W0407213

Prof. Dr. med. Christoph M. Bamberger

Das Schlafwunder

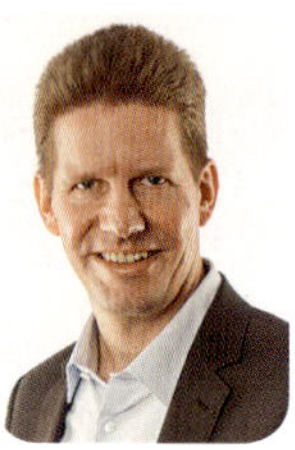

Prof. Dr. med. Christoph Bamberger ist Internist und Hormonexperte, Leiter des Medizinischen PräventionsCentrums Hamburg (MPCH), Firmengründer, Buchautor, Wissenschaftler und Theaterproduzent. »Bei dieser Vielfalt an Aktivitäten ist es für mich von entscheidender Bedeutung, einen klaren Kopf zu behalten. In diesem Zusammenhang spielen die Regeneration und der erholsame Schlaf entscheidende Rollen. Dabei habe ich auch persönlich gelernt, dass man Schlaf nicht erzwingen, wohl aber nachhaltig fördern kann.« Bei TRIAS hat Prof. Bamberger bereits »Die 50 besten Vergesslichkeits-Killer« (2014) veröffentlicht sowie gemeinsam mit seiner Frau, Dr. habil. Ana-Maria Bamberger, »Die 50 besten Stress-Killer. Meine Work-Life-Balance finden« (2012) und »Die 50 besten Ärger-Killer« (2013).

Prof. Dr. med. Christoph M. Bamberger

DER GLÜCKSCOACH

Schlafwunder

Hellwach im Alltag

Warum wir schlafen – und warum nicht

In 7 Schritten zur erholsamen Nachtruhe

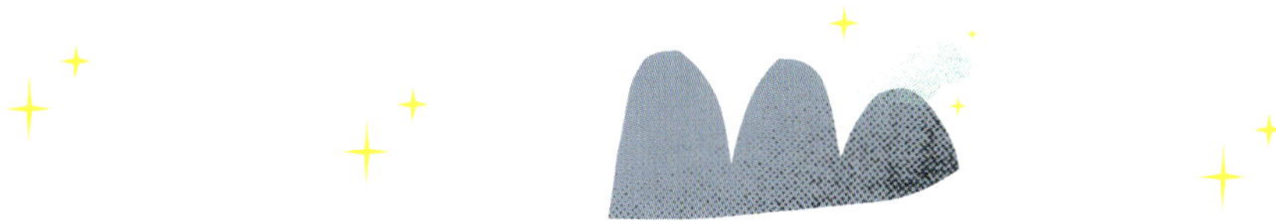

Wer sich nachts mit den Problemen von morgen beschäftigt, ist am nächsten Tag zu müde, sie zu lösen.

Rainer Haak

Sind Sie bereit für ein Schlafwunder?

Schlaflosigkeit kann sich anfühlen wie ein existenzielles Problem. Sie kann Ängste erzeugen und das Gefühl hervorrufen, dass irgendetwas zutiefst nicht in Ordnung ist. Was wiederum in der verzweifelten Frage mündet: Was kann ich nur tun, um endlich wieder schlafen zu können? Und dann hört man auch noch überall, dass der chronische Schlafmangel dick, dumm und krank machen soll? Auch auf diese Befürchtung gehen wir ein. Aber vorab zur Beruhigung: Die Angst, wegen ungewollt durchwachter Nächte und als Quasi-Zombie verbrachter Tage akut zu versterben, ist unberechtigt!

»Das Schlafwunder« wurde für alle Menschen geschrieben, die endlich wieder ausreichend Schlaf bekommen, morgens erfrischt aufwachen und sich hellwach und voller Energie in den Tag stürzen wollen. Als Mediziner und Wissenschaftler tue ich mich natürlich schwer damit, von »Wunder« zu sprechen. Und selbstverständlich geht es hier nicht um ungeprüfte esoterische Methoden oder sonstigen Placebo-Hokuspokus!

»Das Schlafwunder« ist ein strukturiertes 7-Schritte-Programm, mit dem Sie Ihr Schlafprofil nach und nach verbessern werden. Sie werden Ihr Gehirn regelrecht umprogrammieren und wieder lernen, Schlaf als etwas Gutes und Unbelastetes wahrzunehmen, dem Sie dennoch nicht mit aller Kraft hinterherrennen müssen. Jeder Schritt baut auf dem vorherigen auf und verstärkt ihn. Wenn Sie das gesamte Programm durchlaufen haben, werden Sie feststellen: Ich schlafe ganz eindeutig besser als vorher. Und genau das werden Sie wie ein Wunder erleben.

Ihr Christoph M. Bamberger

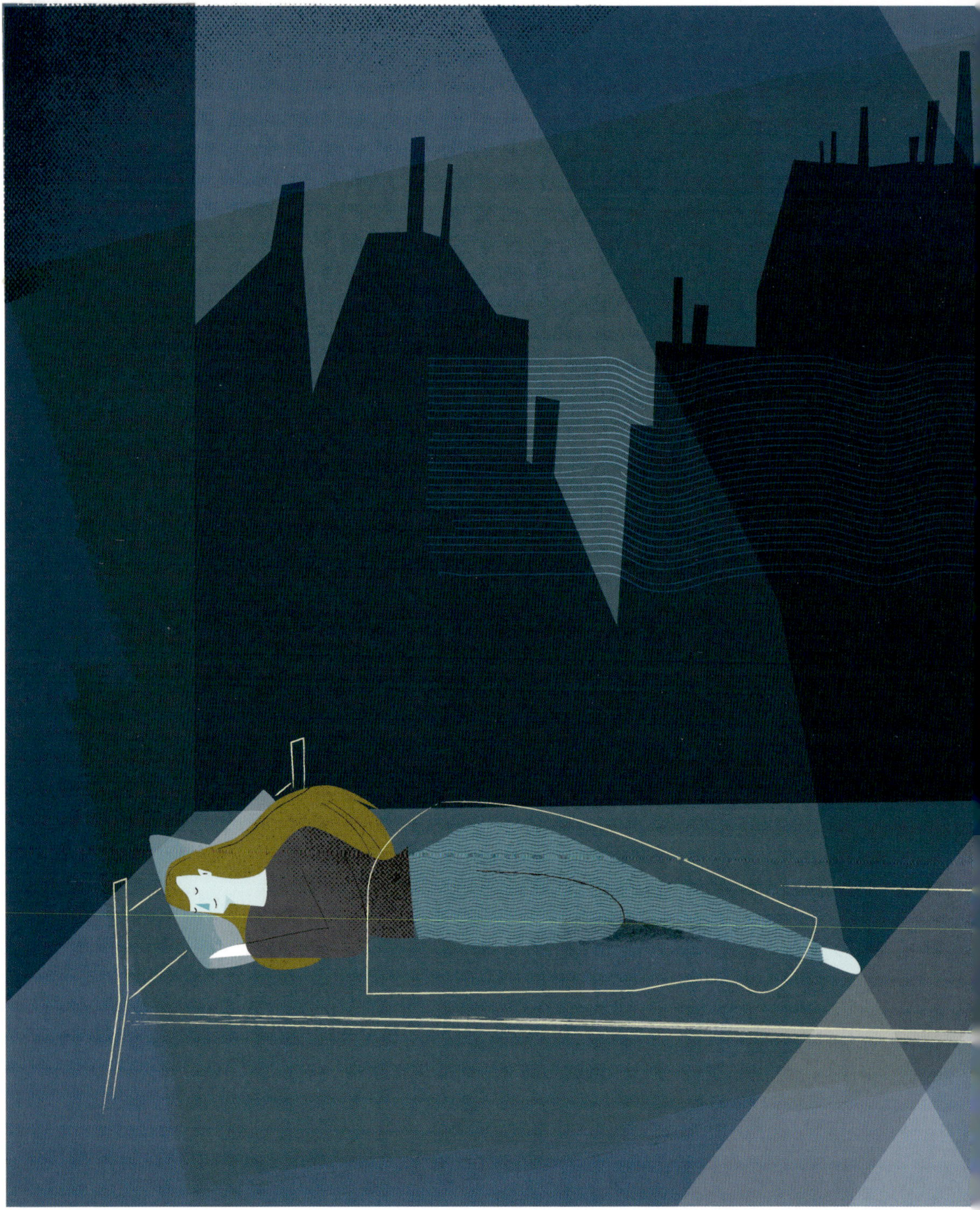

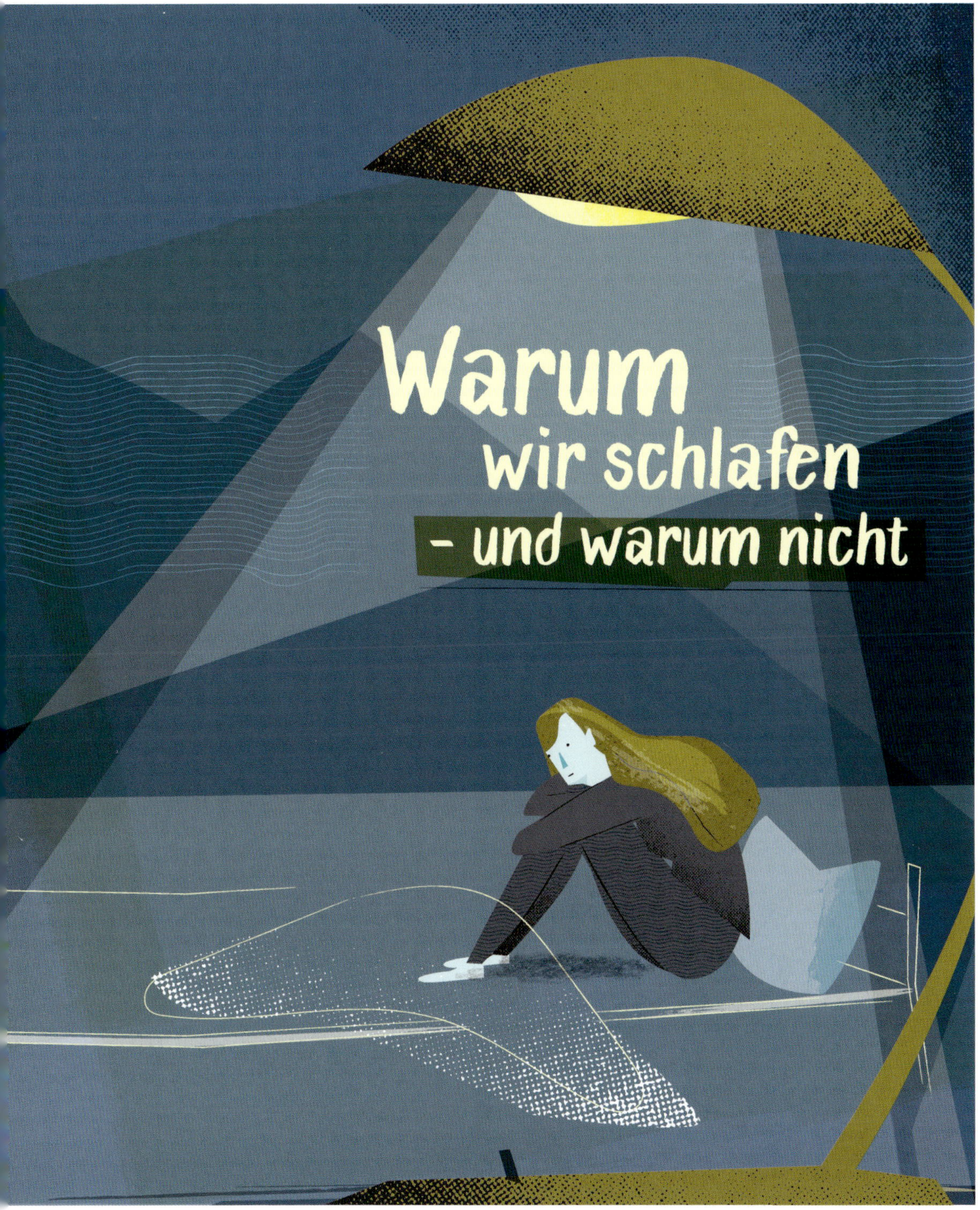
Warum
wir schlafen
- und warum nicht

Gut geschlafen?

Auch wenn wir nicht an akutem Schlafmangel sterben werden, können wir dennoch nicht ganz ohne Schlaf überleben. Wie erklärt sich dieser Widerspruch?

Nun, es ist ganz einfach so, dass sich unser Körper das absolute Minimum an Schlaf immer zu holen imstande ist. Wir mögen uns nach einer oder sogar mehreren durchwachten Nächten auf jede erdenkliche Art schlecht fühlen – ab einem bestimmten Moment wird der Schlafdruck so groß, dass selbst der hartnäckigste Schlaflose für die eine oder andere Stunde einschläft. Und damit erhalten unser Gehirn und unser Körper das Mindestmaß an Schlaf, das sie zum Überleben brauchen. Wobei dieses absolute Minimum an Schlaf sehr, sehr gering zu sein scheint.

Es gab Zeiten, da wurden quasi jährlich neue Rekorde im Wachbleiben aufgestellt. Bei diesen Rekordversuchen ging es darum, um jeden Preis und mit aller Gewalt wachzubleiben; also mit allen Mitteln dagegen anzukämpfen, dass sich der Körper das Minimum an Schlaf holt. Heute gelten solche Rekordversuche als ethisch nicht mehr vertretbar, weil sie in dieser extremen Form gefährlich seinkönnten. Das Guinness-Buch der Rekorde führt neue Versuche dieser Art daher nicht mehr auf und nennt nach wie vor den damals 17-jährigen britischen Schüler Randy Gardner als den offiziellen Rekordhalter. Im Jahr 1965 gelang es ihm nachweislich, 264 Stunden, also 11 Tage, durchgehend wach zu bleiben. Inoffiziell ist dieser Rekord mehrfach gebrochen worden, in einer australischen Publikation ist sogar

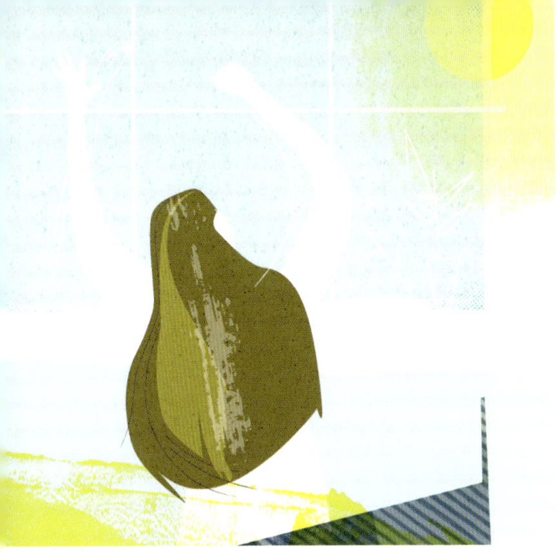

von fast 19 Tagen kompletter Schlaflosigkeit die Rede.

Bemerkenswert ist dabei vor allem eines: Randy und all seinen späteren Schlafentzugs-Kollegen ging es nach so vielen Tagen kompletter Schlaflosigkeit gesundheitlich wesentlich besser als erwartet! Am 10. Tag seines Schlafentzugs gab Randy noch eine Pressekonferenz, in der er die Fragen der Journalisten vollkommen kohärent und ohne zu stocken beantwortete. Genauere Untersuchungen ergaben allerdings, dass sich im Laufe der mehrtägigen Schlaflosigkeit bei Randy schon einige mentale Defizite entwickelt hatten.

Unser Gehirn hat den Schlaf am nötigsten

Ein Organ, das ohne den regelmäßigen Bewusstseinsverlust, den wir Schlaf nennen, also offensichtlich nicht richtig arbeiten kann, ist unser Gehirn. Auch weitere Studien mit kontrollierter Schlaflosigkeit haben gezeigt, dass Schlafmangel vor allem folgende Störungen hervorruft:

- Konzentrationsstörungen
- Störungen des Kurzzeitgedächtnisses
- Halluzinationen

Dabei ist festzustellen, dass eine oder zwei »katastrophale Nächte« noch recht gut kompensiert werden können. Das Gehirn hat offensichtlich einen Puffer eingebaut, um mit einem erheblichen Schlafdefizit noch weitgehend normal funktionieren zu können – solange wir das biologisch notwendige Minimum an Schlaf erhalten. Hier gibt es also einen Gegensatz zwischen gefühlter Realität (»Ich fühle mich wie ein Zombie.«) und objektiv messbaren Veränderungen der Hirnleistungsfähigkeit. Umgekehrt kann man aus diesen Untersuchungen aber auch ableiten, dass ausreichender Schlaf für eine optimale Gedächtnisfunktion und Konzentrationsfähigkeit und für das psychische Gleichgewicht wichtig ist. Immerhin haben zum Beispiel 17 Stunden kompletter Schlafentzug den gleichen Effekt wie ein Blutalkoholspiegel von 0,5 Promille!

Schlafmangel und Stress

Haben Sie auch schon einmal an sich selbst bemerkt, dass sich Schlafentzug gar nicht so unähnlich anfühlt wie starker Stress? Ein schlechtes Hautgefühl, kalter Schweiß, Abgeschlagenheit, depressive Verstimmungen und erhöhte Anfälligkeit für Erkältungen werden jedenfalls sowohl von Schlafgestörten berichtet als auch von Menschen, die unter starkem Stress stehen. Und man sieht es einem Menschen ja auch auf eine ähnliche Weise an, ob er gut oder schlecht geschlafen hat bzw. ob er gerade zwei extrem arbeitsreiche Wochen oder einen 14-tägigen Urlaub hinter sich hat. Am besten sieht ein Mensch sich das sogar selbst an, wenn er morgens in den Spiegel schaut. Ganz besonders drastisch ist dieser Eindruck natürlich, wenn man schlecht schläft und unter massivem Stress leidet. Beides tritt bekanntermaßen nicht nur gehäuft zusammen auf, sondern verstärkt sich gegenseitig.

Cortisol spielt eine Schlüsselrolle

Die Verwandtschaft von schlechtem Schlaf und von Stress und auch die gegenseitige Verstärkung lassen sich hormonell erklären. Im Zentrum steht das Stresshormon Cortisol, das in zwei kleinen Drüsen oberhalb unserer beiden Nieren produziert wird. Diese Drüsen heißen entsprechend Nebennieren und bilden auch das Stresshormon Adrenalin. Die Ausschüttung beider Stresshormone wird vom Gehirn gesteuert. Wird dort oben also ein Stress wahrgenommen, wird in Bruchteilen von Sekunden Adrenalin und nur wenig später auch Cortisol in die Blutbahn ausgeschüttet. Während die Effekte des Adrenalins (Beschleunigung von Herz- und Atemfrequenz, Schwitzen, Unruhe) innerhalb von Minuten verpuffen, bleibt das Cortisol über Stunden in der Blutbahn und beeinflusst die Funktion fast aller Organsysteme, und zwar auf Dauer leider überwiegend negativ: Der Blutdruck steigt, ebenso der Blutzucker und die Blutfette, Muskel wird abgebaut, Fett wird eingelagert, die Stimmung sinkt, die für das Kurzzeitgedächtnis wichtigen Hirnabschnitte schrumpfen und das Immunsystem wird unterdrückt.

Eine der zentralen Funktionen des Schlafes ist es nun, dieses Stress-System herunterzufahren. Das schlafende Gehirn beruhigt unsere Nebennieren also gewissermaßen, sodass diese weniger Cortisol ausschütten. Schlafmangel bewirkt das Gegenteil. Er lässt unsere Cortisol-Spiegel steigen, mit all den oben erwähnten Konsequenzen. Stress und Schlafmangel haben also einen sehr ähnlichen Effekt auf unsere Cortisol-Produktion und können sich gegenseitig verstärken:

- Haben wir weder Stress noch Schlafmangel, ist der Cortisol-Spiegel niedrig.
- Stehen wir unter Stress oder haben ein Schlafdefizit, ist der Cortisol-Spiegel mäßig erhöht.
- Stress plus Schlafmangel führt zu einem deutlich erhöhten Cortisol-Spiegel.

Ungestresste Nichtschläfer und gestresste Schläfer haben also in etwa die gleichen mäßig erhöhten Cortisol-Spiegel. Besonders hoch sind diese jedoch bei den gestressten Nichtschläfern. Am besten dran sind natürlich die ungestressten Schläfer, das ist dann ungefähr wie »reich, aber glücklich«. Und genau dorthin soll »Das Schlafwunder« Sie ja auch bringen.

Dick, dumm und krank durch Schlafmangel?

Schlafmangel kann tatsächlich – unwissenschaftlich ausgedrückt – dick, dumm und krank machen, weil chronischer Schlafmangel den Cortisol-Spiegel hoch hält, was dann zu folgenden Effekten führt:

- Cortisol führt zur Einlagerung von Fett in unsere Fettzellen → Gewichtszunahme (dick).
- Cortisol lässt die für unser Kurzzeitgedächtnis wichtigen Hirnregionen schrumpfen → Gedächtnisstörungen (dumm); weiterhin konnte gezeigt werden, dass Schlafmangel auch zu einer Anhäufung von Alzheimer-Proteinen im Gehirn führen kann.
- Cortisol unterdrückt, ganz ähnlich wie das Medikament Cortison, unser Immunsystem → erhöhte Infektneigung (krank).

Ich möchte hier nicht behaupten, dass die negativen Effekte von Schlafmangel ausschließlich durch Cortisol bewirkt werden. Ganz ohne Zweifel kommt dem Cortisol jedoch eine Schlüsselrolle zu, wenn es um mangelnden Schlaf und die daraus resultierenden negativen Effekte geht. Ein

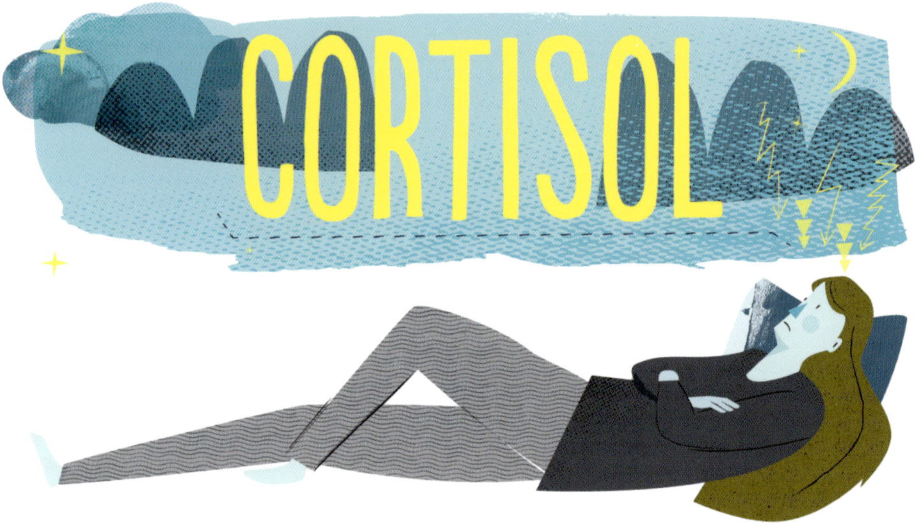

Wort jedoch zur Beruhigung: Diese negativen Effekte bauen sich nur langsam, das heißt über Monate bis Jahre auf. Niemand wird also 5 Kilo mehr auf der Waage haben, seine nächste Prüfung nicht bestehen oder eine Lungenentzündung bekommen, nur weil er ein paar Tage nicht so gut geschlafen hat.

Cortisol macht wach

Über eine weitere, für Schlafgestörte geradezu fatale Wirkung des Cortisols müssen wir an dieser Stelle aber dennoch einmal sprechen: Es aktiviert die für den Wachzustand verantwortlichen Hirnregionen. Sprich: Es macht uns wach. Cortisol ist einer der wichtigsten Wachmacher überhaupt. Deswegen steigt es normalerweise auch morgens an und signalisiert uns, dass wir so langsam aufstehen sollten. Das macht im Rahmen der biologischen Tagesrhythmik ja auch durchaus Sinn. Weniger angenehm ist es, wenn die Cortisol-Spiegel auch abends und nachts hoch bleiben, statt, wie es von der Natur vorgesehen ist, auf ein Minimum abzufallen. Auf diese Weise entsteht eine Abwärtsspirale der Schlafstörung. Kommt zusätzlich noch Stress hinzu oder beruht die Schlafstörung sogar auf Stress, wird zu diesem Teufelskreis quasi ein Turbo dazugeschaltet. Mit dem Resultat, dass der Cortisol-Spiegel noch schneller und noch stärker ansteigt.

Ich habe »Das Schlafwunder« mit dem zentralen Anliegen geschrieben, diesen Teufelskreis bei allen meinen schlafgestörten Leserinnen und Lesern in sein Gegenteil zu verkehren. Wenn wir aus diesem System dann auch noch den Stress-Turbo herausnehmen, sinken die Cortisol-Spiegel noch schneller und wir können die Aufwärtsspirale unseres sich immer weiter verbessernden Schlafs noch effizienter ankurbeln.

Schlafmythen

Um objektiv zu beurteilen, was guter und ausreichender Schlaf ist, müssen wir ihn zunächst einmal ein wenig »zerpflücken«. Es ist ja keineswegs so, dass unser Schlaf ein einheitliches Phänomen, also ein über Stunden gleichförmiger Bewusstseinsverlust ist. Vielmehr unterscheidet man mehrere Schlafstadien mit jeweils charakteristischen Hirnstrom-Kurven, medizinisch Elektroenzephalogramm oder EEG genannt. Für unsere Zwecke ist es ausreichend, 3 Schlafstadien zu unterscheiden:

- Tiefschlaf mit ultralangsamen Delta-Wellen
- leichten Schlaf mit den etwas schnelleren Theta-Wellen
- REM-Schlaf mit den Theta-Wellen und den noch schnelleren Beta-Wellen

Interessanterweise wurde der REM-Schlaf erst 30 Jahre nach der Erfindung des EEGs entdeckt, weil die ersten Schlafforscher zu ungeduldig waren und vor allem nicht so viel Aufzeichnungspapier verschwenden wollten, um den Schlaf über eine ganze Nacht aufzuzeichnen und zu analysieren.

»REM« heißt nicht nur eine berühmte Rockband, die sich leider aufgelöst hat, sondern das Kürzel steht auch für Rapid Eye Movement. In diesem Stadium kann man nämlich zusätzlich zum charakteristischen EEG sehr schnelle Augenbewegungen wahrnehmen. Aus Aufweck-Experimenten weiß man, dass wir hauptsächlich während dieser REM-Phasen träumen (was besagte Rockband vermutlich dazu inspiriert hat, diesen Namen zu wählen), während die Tiefschlafphasen – weitgehend – traumlos sind. Die Existenz einer komplett traumlosen Schlafphase wird von den meisten Wissenschaftlern jedoch heute angezweifelt.

In einer normalen Nacht wechseln sich Tiefschlaf-, Leichtschlaf- und REM-Phasen ständig ab, unterbrochen von 20- bis 30-maligem Aufwachen. Ja, Sie haben richtig gelesen: Auch wenn wir meinen, wie ein Stein durchgeschlafen zu haben, so sind wir doch 20- bis 30-mal ganz kurz aufgewacht. So kurz allerdings, dass wir es gar nicht wahrgenommen und am nächsten Morgen vergessen haben.

In der ersten Nachthälfte dominiert der Tiefschlaf, während gegen Morgen hin die Dauer der REM-Phasen zunimmt. Der Tiefschlaf hat den größten Erholungswert, womit wir auch schon bei unserem ersten Schlaf-Mythos wären:

Mythos 1: Der Schlaf vor Mitternacht ist der beste

Falsch. Richtig muss es heißen: Die ersten 3 Stunden des Nachtschlafs sind die besten. Wenn jemand also üblicherweise von 21 bis 5 Uhr schläft, dann sind die Stunden von 21 Uhr bis Mitternacht die wertvollsten. Hier gilt der Spruch also. Ein anderer mag hingegen eine Nachteule (Seite 40) sein und lieber von 0 bis 8 Uhr schlafen. Seine besten Schlafstunden liegen also zwischen 0 Uhr und 3 Uhr und damit eindeutig nach Mitternacht. Die Volksweisheit gilt also nicht. Da die arbeitende Bevölkerung nun aber meist deutlich vor Mitternacht zu Bett geht, zumindest unter der Woche, hat die Volksweisheit letztlich doch eine gewisse Berechtigung.

Mythos 2: Wir brauchen mindestens 7 Stunden Schlaf

Falsch. Richtig ist: Das Schlafbedürfnis ist individuell sehr unterschiedlich. Man schätzt, dass der menschliche Schlaf zu 25–30 % durch die individuelle genetische Ausstattung reguliert wird. Das eine Schlaf-Gen gibt es aber nicht. Jeder Aspekt des Schlafes wird von mehreren Genen beeinflusst, also zum Beispiel die Schlaflatenz (Zeit vom Hinlegen bis zum Einschlafen), die mittlere Schlafdauer, die Schlaftiefe und der sogenannte Chronotyp (Lerche = Frühschläfer und Frühaufsteher versus Eule = Spätschläfer und Spätaufsteher). 70–75 % des Schlafverhaltens sind aber eben nicht genetisch programmiert und können daher von uns selbst beeinflusst werden!

Das Schlafbedürfnis der meisten Menschen liegt irgendwo zwischen 6 und 8 Stunden. Und der Mittelwert liegt tatsächlich bei ungefähr 7 Stunden. In mehreren groß angelegten Studien konnte nachgewiesen werden, dass Menschen, die im Durchschnitt 7 Stunden pro Nacht schlafen, die längste Lebenserwartung haben. Die Unterschiede waren jedoch weitaus weniger ausgeprägt als bei anderen Faktoren. Während Rauchen das Leben z. B. um durchschnittlich 10 Jahre verkürzt, haben Menschen, die unter 6 Stunden pro Nacht schlafen, eine kaum verkürzte Lebenserwartung. Weil die Lebenserwartung von Wenig-Schläfern (< 6 Std.) so dicht an der von Normal-Schläfern (7 Std.) liegt, ist der Unterschied schwer zu bestimmen, er liegt jedoch deutlich unter 1 Jahr. Viele Studien haben inzwischen auch gezeigt, dass Menschen, die über 9 Stunden pro Nacht schlafen, ebenfalls eine leicht verkürzte Lebenserwartung haben. Während die gesundheitlichen Effekte von Schlafmangel recht gut verstanden sind, weiß man noch nicht genau, warum auch zu viel Schlaf schädlich sein kann. Man nimmt an, dass Menschen, die länger als 9 Stunden schlafen, insgesamt weniger aktiv sind und eine der wichtigsten Gesundheitsmaßnahmen überhaupt vernachlässigen: die regelmäßige Bewegung. Kurz: Wir bewegen uns beim Thema Schlaflänge nicht in den gleichen gesundheitlich relevanten Dimensionen wie beim Rauchen, beim Alkoholkonsum, beim Übergewicht und beim chronischen Stress.

Ich würde mir jedoch sehr wünschen, wenn unsere Gesellschaft und auch Sie persönlich sich wieder darauf besinnen könnten, Schlaf als etwas Gutes anzusehen; etwas, das Wohlbefinden spendet und glücksbringend ist. Schlaf ist kein notwendiges Übel, das es so weit wie möglich zu beschneiden gilt. In der Vergangenheit ist der Schlaf von diversen Geistesgrößen ja sehr unterschiedlich beurteilt worden. Berühmt ist Napoleons Spruch von den 6 Stunden Schlaf für Männer, 7 für Frauen und 8 für Idioten. Er selbst gestattete sich als »Übermann« entsprechend nur 4 Stunden Schlaf. Auch unsere moderne Leistungsgesellschaft hat den Schlaf ja lange Zeit als etwas betrachtet, das bedauernswerterweise von der wahren, mit rastloser Tätigkeit gefüllten Lebenszeit abgezogen werden muss. »Sleeping is for losers« (Schlafen ist für Verlierer) oder »You snooze, you loose« (in etwa: Wenn du döst, verlierst du) und ähnliche Sprüche gehörten noch bis in unser Jahrhundert hinein zum Glau-

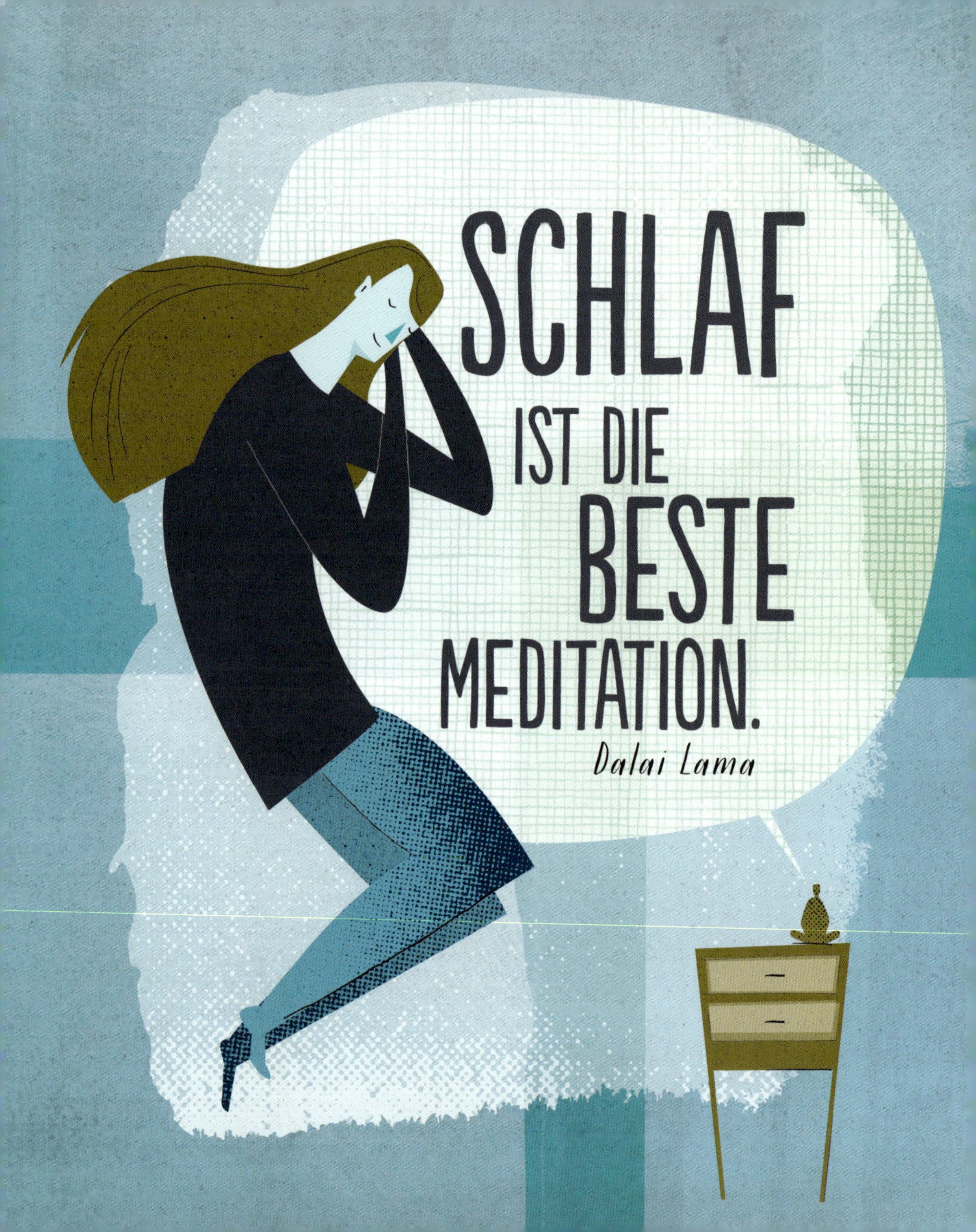
SCHLAF
IST DIE
BESTE
MEDITATION.
Dalai Lama

bensbekenntnis echter Leistungsträger. »Schlaf ist kein adäquater Ersatz für Koffein« war aus diesen Kreisen ebenfalls gelegentlich zu hören. Das mag cool klingen, es ändert jedoch nichts daran, dass es sich bei dieser Einstellung um eine Verirrung handelt.

Und so wundert es auch nicht, dass Konzepte zur Schlafminimierung, wie z. B. der polyphasische Schlaf (statt Nachtruhe lediglich alle 4 Stunden ein 20-minütiges Nickerchen, sodass täglich insgesamt nur 2 Stunden geschlafen werden) sich allesamt nicht haben durchsetzen können. Bei Daueranwendung führen diese Konzepte nämlich schlicht und einfach zu einer Verschlechterung der Lebensqualität bis hin zum Burnout.

Seit gut 10 Jahren geht die Entwicklung jedoch erfreulicherweise in eine andere Richtung: Stress und Schlafmangel verlieren als Statussymbol der Tüchtigen zusehends an Bedeutung. Immer mehr Leistungsträger bekennen sich dazu, ausreichend Ruhe, Erholung und Schlaf zu benötigen und sich diese auch zu gönnen. Und zwar sowohl, um leistungsfähig zu bleiben, als auch, um das zu erleben, wozu das Leben eigentlich da ist: Glück. Guter Schlaf ist einer der großen Glücksbringer im Leben, ähnlich wie gutes Essen, Sex, Natur erleben, Freisein von Schmerzen, Freundschaft oder Liebe. Und wie zur Ruhe kommen und seine eigene Mitte finden, zum Beispiel durch regelmäßiges Meditieren.

Mythos 3: Schlaf kann man aufholen

Richtig. Wir erinnern uns an Randy Gardner (Seite 10), unseren Weltrekordhalter im Wachbleiben. Nach 11-tägigem Wachbleiben war sein Schlafdruck so groß, dass er sofort in einen tiefen Schlaf fiel. Er schlief 14 Stunden, also ungefähr doppelt so lange wie normalerweise. In den 3 Nächten darauf schlief er auch noch etwas länger als sonst, danach war er wieder ganz der Alte. Langzeitschäden dieses extremen Schlafentzugs-Experiments waren bei Randy ebenso wenig zu beobachten wie bei allen späteren Probanden solcher Untersuchungen. Offensichtlich kann man ein Schlafdefizit vollständig wieder kompensieren, den verlorenen Schlaf also wieder aufholen. Woran aber liegt es, dass man dazu weitaus weniger Zeit braucht, als man schlaflos verbracht hat? Konkret: Warum musste Randy nicht 11 Tage lang genau doppelt so lange schlafen wie üblich, um das Schlafdefizit vollkommen auszugleichen? Untersuchungen im Schlaflabor haben eine eindeutige Antwort auf diese Fragen geliefert: Es ist nämlich so, dass sich nach einem Schlafentzug die Tiefschlafphasen deutlich verlängern. Wie wir gelernt haben, sind es aber genau diese Tiefschlafphasen, die den höchsten Erholungswert haben. So erklärt sich auch das vielen Menschen bekannte Phänomen, durch einen kurzen, »Koma-ähnlichen« Mittagsschlaf fast eine ganze Nacht schlechten Schlafs ausgleichen zu können und sich nach einem solchen »Power Nap« überraschend erfrischt zu fühlen.

Schlaf aufholen geht also; was allerdings rein biologisch nicht funktioniert, ist vor-

Schlafmythen: Was stimmt, was nicht?

- [x] In Das Schlafwunder werden 3 Schlafphasen unterschieden: Tiefschlaf, leichter Schlaf und REM-Schlaf.
- [x] Die ersten 3 Stunden des Schlafs sind die erholsamsten, unabhängig davon, ob sie vor oder nach Mitternacht liegen.
- [x] Das Schlafbedürfnis ist individuell sehr unterschiedlich und zu 25-30 % genetisch programmiert. Es liegt im Mittel bei 7 Stunden, kann im individuellen Fall aber stark davon abweichen.
- [x] Schlaf lässt sich aufholen. Vorschlafen ist hingegen nicht möglich.

schlafen. Dennoch haben unsere Eltern damals nicht unsinnig gehandelt, wenn Sie uns am Silvestertag zu Mittag ins Bett schickten, damit wir später bis Mitternacht durchhalten konnten. Kleinere Schlafdefizite, die sich über Weihnachten angesammelt hatten, wurden so ausgeglichen (bei den wenigen Malen, die wir dann auch tatsächlich schliefen ...), sodass wir wenigstens mit einem ausgeglichenen Schlafkonto in die lange Nacht starten konnten. Aber echtes Vorschlafen war das nicht.

Schlafhormone und Anti-Schlafhormone

Die Zusammenhänge von Hormonen und Schlaf sind relativ kompliziert. Ich verspreche Ihnen aber, an dieser Stelle nicht alle Hormone und sonstigen Stoffe im Körper aufzuzählen, für die ein Zusammenhang mit dem Schlaf gezeigt worden ist. Denn glauben Sie mir, damit könnte man fast dieses ganze Buch füllen. Die allerwichtigsten möchte ich aber doch erwähnen, denn sie werden nachher auch noch ganz konkret Bedeutung gewinnen, wenn wir uns gemeinsam auf den Weg zu einem besseren Schlaf machen.

Unser wichtigstes Schlafhormon ist Melatonin

Es ist im Grunde einfach: Im Prinzip unterscheiden wir nämlich solche Hormone, die den Schlaf begünstigen, und solche, die ihn hemmen. Ich nennen sie hier Schlafhormone und Anti-Schlafhormone. Unser wichtigstes Schlafhormon heißt Melatonin. Sobald abends das Licht ausgeht, erhält die Zirbeldrüse (medizinisch Epiphyse), eine 1 cm große Struktur in der Tiefe unseres Gehirns, den Befehl: »Setze Melatonin frei!« Die Zirbeldrüse gehorcht und pumpt Melatonin in die Blutbahn. Melatonin hat wiederum den Effekt, dass es unsere Nervenzellen müde macht und uns alsbald einschlafen lässt. Das morgendliche »Licht an« hat den gegenteiligen Effekt. »Melatonin-Freisetzung stoppen«, heißt es dann. Die Zirbeldrüse gehorcht wiederum, der Melatonin-Spiegel sinkt und wir können den Tag beginnen.

Es überrascht daher nicht, dass Melatonin auch als Schlafmittel eingesetzt wird, wenn man bei Reisen in andere Zeitzonen oder bei bestimmten Schlafstörungen seinen Tag-Nacht-Rhythmus wieder in Ordnung bringen möchte. Aber dazu später mehr.

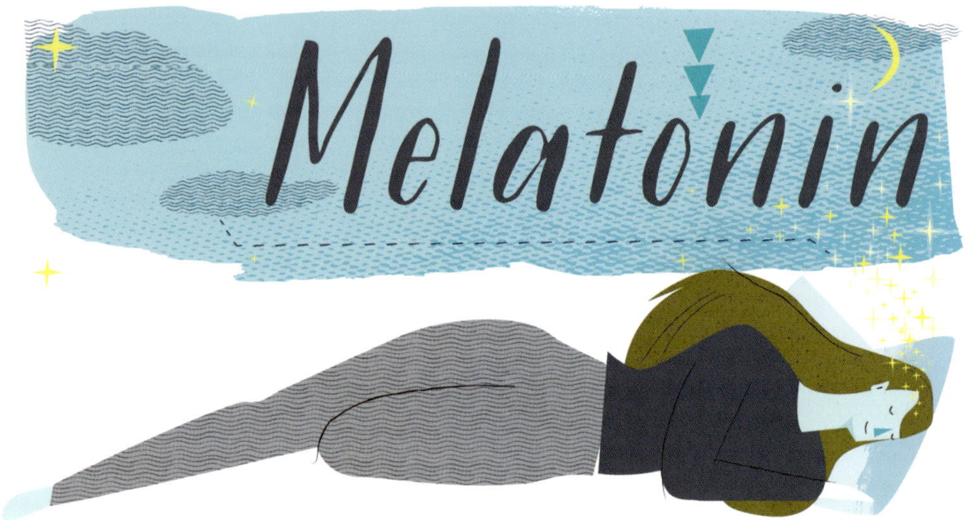

Weitere Hormone, die den Schlaf beeinflussen

Melatonin ist also ein Schlafhormon. Auch die folgenden Hormone fallen im weitesten Sinne in die Kategorie der Schlafhormone:

- Östrogene und Gestagene, also die weiblichen Hormone
- das männliche Hormon Testosteron
- das »Kuschelhormon« Oxytocin
- die Neurotransmitter (»Nervenhormone«) Serotonin und GABA (steht für Gamma-Aminobuttersäure)

Vielleicht wundern Sie sich, was weibliche und männliche Geschlechtshormone mit dem Schlaf zu tun haben sollen. In der Tat bewirken sie auch nicht direkt, dass wir müde werden und einschlafen. Das würde ihrer wesentlichen Funktion im Rahmen der Fortpflanzung dann doch zu sehr entgegenstehen. Es ist allerdings so, dass schlafanstoßende Substanzen wie das Melatonin bei niedrigen Geschlechtshormon-Spiegeln schlechter funktionieren. Das fällt vor allem dann auf, wenn die Geschlechtshormone absinken, z. B. bei der Frau nach den Wechseljahren. Auch die viel diskutierten männlichen Wechseljahre sind auf einen Hormonmangel zurückzuführen; in diesem Fall geht es aber natürlich um das Testosteron. Auf beide Situationen werden wir in unserem 7-Schritte-Programm noch genauer eingehen.

Auch die Schilddrüse hat mit dem Schlaf zu tun

Auch die Anti-Schlafhormone wollen wir uns noch kurz anschauen. Neben dem schon ausführlich besprochenen Stress- und Wachmacherhormon Cortisol (Seite 14) gehört ebenfalls das Schilddrüsenhormon Thyroxin dazu. Das Schilddrüsenhormon aktiviert und beschleunigt alle Vorgänge in unserem Körper. Ganz ohne Schilddrüsenhormon können wir nicht überleben, unsere Stoffwechselprozesse würden einfach zu langsam ablaufen. Wir würden immer müder werden, immer länger schlafen und schließlich in ein tödliches Koma fallen. Zu viel Schilddrüsenhormon bewirkt das Gegenteil: Alles läuft schneller ab, unser Herz rast, unser Darm spielt verrückt, wir schwitzen, wir verlieren Gewicht und ... wir können nicht mehr schlafen. Auch die Bestimmung der Schilddrüsenhormone gehört daher zur Abklärung von Schlafstörungen dazu, wie wir noch sehen werden.

Orexin macht hungrig und wach

Eine sehr interessante, erst kürzlich entdeckte und näher erforschte Substanz ist das Orexin. Orexin ist ein Hormon, das im Hypothalamus, einem unserer ältesten Hirnabschnitte, produziert wird. Damit ist gemeint, dass diese Hirnregionen auch schon bei Tieren auf evolutionär viel niedrigeren Entwicklungsstufen vorhanden sind. Das ist nicht von ungefähr, denn das Phänomen Schlaf gibt es im gesamten Tierreich, von Insekten bis zu Elefanten. Die schlafen übrigens im Stehen, solange sie sich in der Tiefschlafphase befinden. Zum Träumen (REM-Schlaf) legen sie sich hin. Doch zurück zum Orexin. Dieses Hormon hat 2 entscheidende Wirkungen: Es macht uns hungrig und es macht uns wach. Sie können sich vorstellen, dass die Pharmaindustrie sich auf dieses Hormon gestürzt hat. Blockiert man es nämlich, kann man 2 Fliegen mit einer Klappe schlagen: Man blockiert das Hungergefühl und man erzeugt Müdigkeit. In anderen Worten: Übergewicht und Schlafstörungen könnten mit einer einzigen Pille behandelt werden. Könnten, denn

URSACHEN FÜR EIN- UND DURCHSCHLAFSTÖRUNGEN

(typische Schlafstörungen)

Stress

Cortisol!

Perfektionismus

Schlaf kann man nicht „machen" wollen.

aktivierende Genussmittel

Koffein, Nikotin, teilweise auch Alkohol

Elektrosmog

elektromagnetische Wellen („Strahlen") aller Art: Hauptquelle Smartphone

Lärm

Screen-Time

Die hohe Flimmerfrequenz von Bildschirmen aktiviert das Gehirn, ebenso der hohe Anteil blauen Lichts.

falsche Temperatur

Zu kalt? Zu warm?

zu wenig Licht am Tag

stört den Tag-Nacht-Rhythmus, man wird abends nicht müde

zu viel Licht in der Nacht

hemmt die Melatonin-Produktion

Medikamente
Viele Medikamente haben Schlafstörungen als möglich Nebenwirkung.

Störungen des Tag-Nacht-Rhythmus

schlechte Luft
Zu wenig Sauerstoff? Zu trocken? Zu feucht?

Schlafmittel
Bei längerer Einnahme schläft man schlechter als vorher ohne Schlafmittel.

körperliche Aktivität
zu spät am Abend putscht sie zu sehr auf

körperliche Inaktivität
Wer den ganzen Tag ruht, ist abends nicht müde genug.

Unbequemlichkeit
zu harte oder zu weiche Matratze, die falschen Kissen etc.

falsche Ernährung
z.B. schwer Verdauliches am Abend

leider sind bei den bisher entwickelten Orexin-Blockern auch ein paar Nebenwirkungen aufgetreten. Wie es eben immer so ist. Eines Tages könnte jedoch auch die schonendere Blockierung der Orexin-Wirkung zu unserem Schlafwunder beitragen.

Dopamin: ein »aufregender« Botenstoff

Auch bei den Anti-Schlafhormonen ist ein Nervenhormon (Neurotransmitter) dabei, nämlich das Dopamin. Neben dem Serotonin ist es unser wichtigster Glücksbotenstoff im Gehirn. Während Serotonin für ein ausgeglichenes, heiteres Grundgefühl verantwortlich ist und uns tendenziell wohlig müde werden lässt, handelt es sich beim Dopamin um die Substanz, die für die ekstatischen Gefühle verantwortlich ist (Verliebtsein, Sex, Erfolge, Lottogewinn u. Ä.). Und so ist es auch kein Wunder, dass die meisten Drogen über das Dopaminsystem wirken. Und es wird Sie auch nicht überraschen, dass uns Dopamin eher wach macht, denn ein intensiver Gefühlrausch und Schlaf passen ja irgendwie nicht so gut zusammen.

Was den Schlaf wirklich stört

Wenn man darüber nachdenkt, was uns alles aufwachen oder gar nicht erst einschlafen lässt, dann beginnt man sich zu wundern, wie und warum überhaupt irgendein Mensch schlafen kann. Andererseits kann man daraus natürlich auch schlussfolgern, dass der Schlaf schon eine sehr robuste Sache sein muss, wenn er sich doch Nacht für Nacht trotz so vieler Störfaktoren bei Milliarden von Menschen immer wieder durchsetzt. Letztlich können wir uns ja auch tatsächlich darauf verlassen, irgendwann schon einzuschlafen. Der Körper holt sich in jedem Falle sein absolut notwendiges Minimum an Schlaf. Das ist so sicher wie Ebbe und Flut.

Aber wir wollen natürlich alle mehr. Wir wollen nicht nur dieses absolute Minimum an Schlaf, das uns zwar überleben, aber eben auch ziemlich miserabel fühlen lässt. Wir wollen dieses gute Gefühl am Morgen, wenn unser individuelles Schlafbedürfnis ganz und gar befriedigt wurde, und wir uns voll positiver Energie auf den neuen Tag einlassen können. Da wollen wir alle hin, da wollen Sie hin, und dafür wurde »Das Schlafwunder« geschrieben.

In diesem Buch wollen wir uns hauptsächlich auf Einschlafstörungen und auf Durchschlafstörungen konzentrieren. »Ich kann abends nicht einschlafen« und/oder »Ich wache nachts auf und kann dann stundenlang nicht wieder einschlafen« sind die typischen Klagen von Betroffenen, zu denen Sie, wie ich stark vermute, auch gehören.

Im Fachjargon werden diese Schlafstörungen als »Insomnie« (= Schlaflosigkeit) oder »Hyposomnie« (= Schlafmangel) bezeichnet. Diese sind bei Weitem die häufigsten Schlafstörungen. Und noch einmal: Um diese typischen Schlafstörungen, wie ich sie nenne, soll es in »Das Schlafwunder« auch in allererster Linie gehen.

Die Abbildung auf der vorherigen Doppelseite vermittelt schon einen ersten Überblick, wie vielfältig die Gründe dafür sein können, dass man schlecht schläft. Weswegen es auch nicht die eine Lösung für alle Schlafprobleme geben kann.

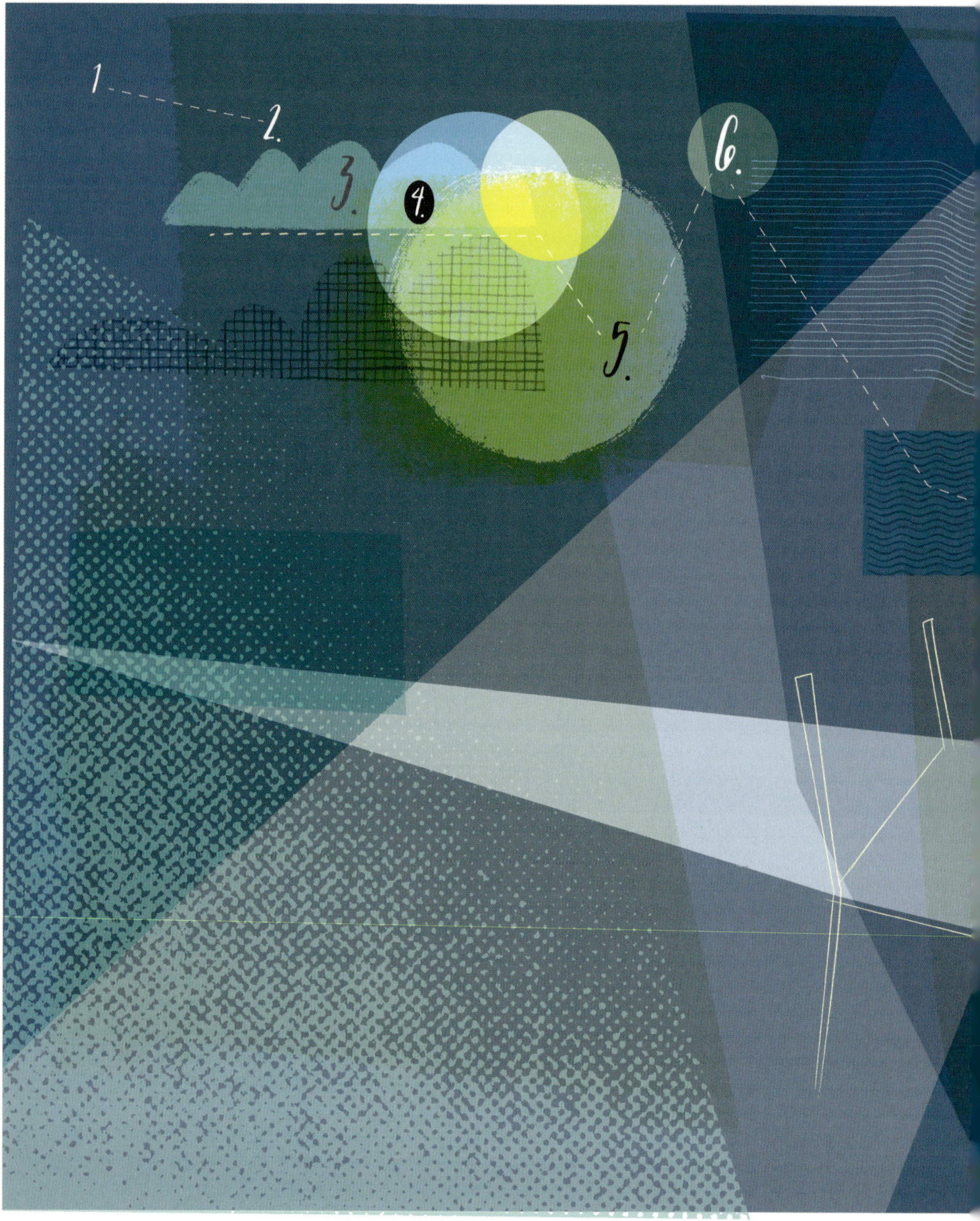
1.
2.
3.
4.
5.
6.

In 7. Schritten zur erholsamen Nachtruhe

Schritt 1: Die Schlaflosigkeit annehmen

Es mag im Leben Dinge geben, für die es sich zu kämpfen lohnt. Guter Schlaf gehört definitiv nicht dazu. Ja, Sie haben richtig gelesen: Es lohnt sich nicht, um einen guten Schlaf zu kämpfen.

Und zwar nicht, weil er es nicht wert ist. Natürlich ist er das, gerade weil er allen Menschen und eben auch Ihnen so viel wert ist, halten Sie ja gerade dieses Buch in den Händen. Aber darum kämpfen? Nein. Das ist in der Tat die erste Idee, von der Sie sich auf dem Weg zu Ihrem persönlichen Schlafwunder verabschieden sollten.

Bevor wir uns mit diesem ersten Schritt näher befassen, erlauben Sie mir noch einige Vorbemerkungen zum gesamten 7-Schritte-Programm. Denn es ist von entscheidender Bedeutung, die 7 Schritte meines Programms auch wirklich in der vorgegebenen Reihenfolge zu durchlaufen. Jeder Schritt baut auf dem vorherigen auf und wird durch ihn verstärkt. Auch sollten Sie keinen der Schritte überspringen, sei es aus Ungeduld oder aus der Überzeugung, dass dieser Schritt nicht so viel Neues für Sie beinhalten könnte. Glauben Sie mir: Im Kontext des Gesamtprogramms können auch Maßnahmen, die Sie schon kennen oder zu kennen meinen, einen ganz neuen Stellenwert erhalten.

Geduld ist im Übrigen einer der besten Ratgeber, wenn es um guten Schlaf geht. Und so sollten Sie sich für jeden einzelnen der 7 Schritte die Zeit nehmen, die Sie brauchen. Als grobe Orientierung sollten Sie ungefähr 1 Woche für jeden Schritt veranschlagen. Aber wenn ein Schritt nur 3 Tage in Anspruch nimmt, während der nächste 3 Wochen dauert, dann ist auch

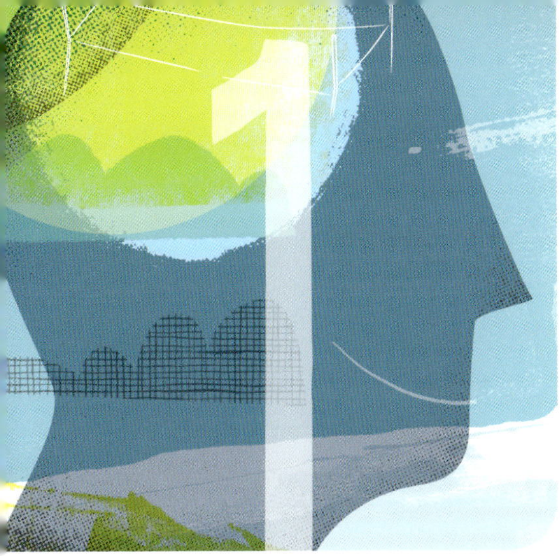

das völlig in Ordnung. Gehen Sie erst dann zum nächsten Schritt über, wenn Sie das Gefühl haben, den aktuellen Schritt weitgehend umgesetzt zu haben.

Optimale Resultate werden Sie erzielen, wenn Sie außerdem die folgenden 2 Punkte beherzigen:

Einen Schritt zu absolvieren, bedeutet nicht, ihn anschließend ad acta zu legen. Vielmehr soll er in die nächsten Schritte hineinwirken, das Gelernte soll also fortgeführt werden. Nur so können sich die einzelnen Maßnahmen gegenseitig verstärken.

Es ist sehr sinnvoll, täglich an Ihrem persönlichen Schlafwunder zu arbeiten, selbst wenn Sie sich auch nur wenige Minuten mit diesem Thema beschäftigen. Dieses Wunder entsteht eben nicht plötzlich über Nacht, sondern schrittweise in vielen, vielen Nächten. Lesen Sie das Buch auch ruhig abends vor dem Einschlafen, denn es hat an sich schon einen schlaffördernden Effekt, sich in aller Ruhe mit dem Thema zu beschäftigen, über den eigenen Schlaf nachzudenken und das Problem aus einem neuen Blickwinkel zu sehen.

Eines Tages wird dann der Moment kommen, da Sie zu sich sagen: »Jetzt ist es da. Jetzt spüre ich, dass sich ganz grundlegend etwas verändert hat. Jetzt habe ich mir diese Kostbarkeit angeeignet, die schlicht und einfach ‚guter Schlaf' genannt wird.« Und von dem Moment an werden Sie diese Kostbarkeit für immer hegen und pflegen, weit über die Zeit hinaus, in der Sie diese Schlafwunder-Programm durchlaufen haben, dessen elementare Ideen und Techniken, dessen Schlafphilosophie Sie jedoch ein ganzes Leben lang begleiten kann.

Doch nun genug der Vorrede, wenden wir uns dem ersten Schritt zu, die Schlaflosigkeit anzunehmen. Was ist damit gemeint?

Wo kein Wille ist, ist der Weg in den Schlaf

In unserer von Willen und Machbarkeit dominierten westlichen Kultur ist Schlaf tatsächlich so etwas wie ein Fremdkörper, ein Paradoxon. Wir sind gewohnt – und so wurde es uns von Kindesbeinen an beigebracht –, letztlich im Leben nur das zu bekommen, was wir auch wirklich und unbedingt wollen. Wie können wir also etwas erlangen, das wir nicht mit aller Kraft anstreben? Fernöstliche Religionen und Philosophien tun sich da wesentlich leichter. In ihnen werden das Loslassen und das Nicht-Wollen als zentrale Elemente angesehen, um zu sich selbst zu finden.

»Wo ein Wille ist, ist auch ein Weg« rangiert hingegen nicht umsonst unter den Lieblingssprichwörtern der Deutschen. Damit sind wir auf vielen Gebieten weit gekommen. Die 20 Millionen Schlafgestörten allein in unserem Land sind jedoch ein eindrucksvoller Beleg dafür, dass dies für den guten Schlaf nicht gilt. Was den Schlaf angeht, müsste es eher heißen: »Wo kein Wille ist, ist ein Weg.«

Nicht dass Sie mich missverstehen: Auch wenn guter Schlaf kein Willensakt ist und nicht erkämpft oder erzwungen werden kann, bedeutet das nicht, dass man nichts für ihn tun kann. Ganz im Gegenteil: Man kann sehr, sehr viel für ihn tun; in diesem ganzen Buch geht es ja um nichts anderes. Man kann dem Schlaf den Weg bereiten, optimale Voraussetzungen für ihn schaffen, ihm gleichsam den roten Teppich ausrollen: Den allerletzten Schritt geht der Schlaf jedoch selbst, den müssen wir ihm allein überlassen, dort hört jede Einmischung von unserer Seite auf und wir geben ihm uns ganz einfach nur hin. Eine Kunst, zweifelsohne, aber eine erlernbare. Und Sie sind gerade dabei, diese Kunst zu erlernen.

Es beginnt damit, dass wir unsere Schlaflosigkeit annehmen. Dass Sie Ihre persönliche Schlaflosigkeit annehmen. Auch wenn auf eine schlaflose Nacht vielleicht nicht der beste Tag unseres Lebens folgt, sind wir danach immer noch in der Lage, unseren Alltag zu bewältigen. Sogar olympische Goldmedaillen wurden erwiesenermaßen nach schlaflosen Nächten gewonnen! Ganz gleich, warum Sie nicht schlafen können – und zu den vielen möglichen Gründen kommen wir in Schritt 2 von »Das Schlafwunder« –, es ist sehr hilfreich, die aktuelle Situation erst einmal zu akzeptieren. Sich zu sagen: Es

Affirmationen
gegen den Perfektionismus

Sagen Sie sich
– gerne immer wieder –
Sätze wie:

Ich bin **nicht perfekt,** und ich muss es auch nicht sein.

Ich nehme mich selbst komplett **an**, auch wenn ich nicht so gut schlafe.

Es ist mir … **egal,** wie ich schlafe (die Lücke bitte unter Beachtung der persönlichen sprachlichen Präferenzen ausfüllen).

Das notwenige **Minimum** an Schlaf wird mein Körper **sich schon selbst irgendwann holen.**

Selbst wenn ich mich **morgen** etwas abgeschlagen fühlen sollte, **werde ich trotzdem alles schaffen,** was ich mir vorgenommen habe.

ist so, wie es ist. Es ist okay. Ich werde das überstehen. Ich wünsche mir, besser zu schlafen, und das wird auch eines Tages geschehen, aber jetzt ist es eben erst einmal so. Es ist nicht das Ende der Welt, selbst wenn es sich manchmal so anfühlt.

Legen Sie eine Perfektionismus-Pause ein

Um solche Gedanken denken zu können, müssen sich viele Menschen erst einmal von dem befreien, was sie in ihrem täglichen Dasein, in ihrem Beruf und auch in ihrem Familienleben charakterisiert: Perfektionismus. Eine gesellschaftlich durchaus akzeptierte, ja sogar angesehene Eigenschaft, weil sie fast immer auch mit einer hohen Leistungsbereitschaft verbunden ist. Perfektionismus ist jedoch leider sehr eng an eine Emotion gekoppelt, die tagsüber noch überspielt werden kann, nachts jedoch ihre volle Wirkung entfalten kann: Angst. Die Angst, nicht perfekt zu sein. Die Perfektionistinnen und Perfektionisten unter Ihnen werden wissen, dass sie diese Charaktereigenschaft haben und genauso gut werden sie auch wissen, dass man diese nicht so einfach abstreifen kann wie einen Handschuh. Insofern möchte ich das hier auch gar nicht versuchen oder vorschlagen. Was aber sehr wohl gelingen kann, ist das Einlegen von »Perfektionismus-Pausen«, wie ich sie nenne. Von Zeitabschnitten im Leben also, in denen wir ganz bewusst und zutiefst akzeptieren, was die Wahrheit ist: nämlich, dass wir imperfekte Wesen sind und dies auch sein dürfen.

Die eigene Schlaflosigkeit anzunehmen heißt also zuerst einmal nichts anderes, als die Zeit der Nachtruhe (und ich sage ganz bewusst nicht: die Zeit des Schlafes) zu einer solchen Perfektionismus-Pause zu machen.

Die Nachtruhe schützen

Wie und wie viel Sie schlafen, ist im ersten Schritt Ihres persönlichen Schlafwunders also zunächst einmal irrelevant. Nicht egal ist hingegen, wie viel Zeit Sie im Bett verbringen und wie Sie diese Zeit gestalten. Ich glaube, das muss ich näher erklären, weil es sich erst einmal nach einem Widerspruch anhört. »Der Schlaf ist heilig«, heißt es in vielen Kulturen. Ein solcher Satz erzeugt aber für den chronisch Schlafgestörten genau das, was wir vermeiden wollen. Eben die Verpflichtung zu schlafen, weil man sonst gegen ein höheres Gesetz, gegen etwas Wichtiges oder sogar Heiliges verstoßen würde. Den Satz sollten wir also streichen bzw. durch einen anderen Satz ersetzen: »Die Nachtruhe ist heilig« trifft viel besser, was ich Ihnen in »Das Schlafwunder« nahebringen möchte. Denn im Gegensatz zum Schlaf ist die Nachtruhe etwas, das wir ganz und gar nach unseren Vorstellungen gestalten können. Wir können festlegen, von wann bis wann wir im Bett liegen wollen, welche Rituale wir zuvor ablaufen lassen, wann wir das Licht ausschalten, wie unser Schlafzimmer aussehen soll, wie es riechen soll, welche Temperatur es haben soll, und unzählige andere Faktoren mehr.

In den folgenden Schritten dieses Buches werden wir immer wieder auf diese von uns persönlich gestaltbaren Faktoren zu sprechen kommen. Wichtig ist an dieser Stelle erst einmal, dass Sie sich mental darauf einstellen, die Nachtruhe für sich zu einem unantastbaren, zu einem tatsächlich geheiligten Bereich in Raum und Zeit zu erklären, in dem unter anderem auch Ihr mehr und minder guter Schlaf stattfindet. Nach und nach werden wir diesen Zeit-Raum gemeinsam weiter ausgestalten; letztlich werden Sie aber ganz persönlich entscheiden, welche von den angebotenen Maßnahmen Sie in diesem innersten Bereich zulassen möchten und welche nicht. Die Verwendung von Worten wie »heilig« oder »innerster Bereich« ist an dieser Stelle natürlich nicht dogmatisch religiös gemeint, sondern soll nur die große Bedeutung unterstreichen, die Sie diesem Zeitraum »Nachtruhe« beimessen sollten. Dazu gehört vor allem, dass Sie die Nacht nicht als eine »Fortsetzung des Tages mit anderen Mitteln« ansehen. Die Nachtruhe als geschützter Zeitraum soll eben gerade nicht unter Grenzüberschreitungen durch all die Informationen, elektronischen Aktivitäten und Probleme des Tages leiden. Diese sollen bewusst außen vor bleiben und dazu bedarf es eben zuallererst der Idee dieses mental geschützten Bereichs »Nachtruhe«.

Und bitte seien Sie nicht enttäuscht, wenn diese mentale Trennung zwischen Tagesgeschäft und Nachtruhe nicht auf Anhieb oder nicht vollständig gelingt. Es geht hier nur um einen ersten Schritt der Bewusstwerdung. Natürlich haben die Probleme, die uns tagaus, tagein beschäftigen, die Tendenz, sich auch in unsere Nächte hineinzuschleichen und dort für Unruhe und Schlaflosigkeit zu sorgen. Für viele Menschen sind diese Probleme sogar der Hauptgrund ihrer Schlaflosigkeit. Möglicherweise ist das ja auch bei Ihnen so. Und je weiter Sie in meinem Schlafwunder-Programm fortschreiten, desto mehr werden Sie lernen, diese Probleme nachts außen vor zu lassen. Die mentale Abgrenzung des Zeitraums Nachtruhe ist nur ein erster, wenngleich sehr wichtiger Schritt in diese Richtung.

Ein Wort zu Schlafmitteln

Aber selbstverständlich werden wir im Verlauf dieses Buches auch auf die Probleme selbst zu sprechen kommen, die Ihren Schlaf beeinträchtigen. Diese Probleme nachts auszusperren kann und wird nicht die einzige Möglichkeit sein, Ihren Schlaf zu schützen. Es wird auch darum gehen, diese Probleme direkt anzugehen und zu lösen. Ich sage das bereits an die-

Schritt 1: So nehmen Sie die Schlaflosigkeit an

- [x] *Kämpfen Sie nicht um Ihren Schlaf, sondern nehmen Sie Ihre Schlaflosigkeit erst einmal an.*
- [x] *Akzeptieren Sie, dass Sie nicht perfekt sind und dass das auch für Ihren Schlaf gilt.*
- [x] *»Die Nachtruhe ist heilig«: Definieren Sie die Nacht als einen geschützten, bewusst vom Tag und seinen Problemen abgegrenzten Zeitraum.*
- [x] *Wenn Sie aktuell bereits Schlafmittel einnehmen, fahren Sie zunächst unverändert damit fort und setzen Sie sie keinesfalls plötzlich ab.*

ser Stelle, um Ihnen klarzumachen, dass Schlafstörungen natürlich nicht aus dem Nichts kommen und daher auch nicht als isoliertes Problem zu betrachten sind. Als ein Problem also, dem wir rein symptomatisch zu Leibe rücken, zum Beispiel mit Schlafmitteln (Seite 74). In diesem Moment nur schon einmal so viel: Wenn Sie aktuell bereits regelmäßig Medikamente einnehmen, um besser schlafen zu können, setzen Sie diese bitte nicht einfach ab in der Hoffnung, durch »Das Schlafwunder« nunmehr alles im Handumdrehen lösen zu können. Schlafmittel können bekanntlich einen starken Gewöhnungseffekt hervorrufen. Wir werden also auch darüber sprechen, wie Sie solche Mittel reduzieren oder ganz von ihnen loskommen können (dieses aber bitte immer nur unter Aufsicht Ihres Arztes).

Doch noch einmal zurück zu den Problemen, die Ihrer Schlaflosigkeit zu Grunde liegen, und die, wie gesagt, nicht isoliert zu betrachten ist. Sondern vielmehr als ein Hinweis darauf, dass irgendetwas in Ihrem Leben aus dem Gleichgewicht geraten ist. Richtig, Sie sollen Ihre Schlaflosigkeit annehmen und sich als Person deswegen nicht grundsätzlich infrage stellen. Gleichzeitig wird es aber auch darum gehen, den zu Grunde liegenden Problemen direkt ins Auge zu sehen (und zwar tagsüber!) und Wege zu ihrer Lösung zu finden, um Ihr inneres Gleichgewicht wiederherzustellen.

Schritt 2: Wie schlafgestört bin ich?

Nun geht es darum, Ihr Schlafproblem genauer kennenzulernen: Wie viel Schlaf benötigen Sie überhaupt? Welcher Chronotyp sind Sie? Leiden Sie unter einer typischen und/oder speziellen Schlafstörung?

Im ersten Schritt haben Sie sich gegenüber dem Thema Schlaf in einen etwas entspannteren Grundmodus eingeschwungen. Sie haben Ihre Schlaflosigkeit grundsätzlich angenommen und sehen sie nicht mehr als etwas an, das um jeden Preis bekämpft und besiegt werden muss. Der nächste Schritt ist aber nun nicht etwa gleich ein Bauchladen voller Einschlaf- und Durchschlaf-Tipps, denn die würden in diesem Stadium alle noch wirkungslos verpuffen. Erst einmal müssen wir, müssen Sie noch etwas mehr darüber wissen, was überhaupt falsch läuft mit Ihrem Schlaf. Erst die Diagnostik, dann die Therapie, so ist es nun einmal. Wenn der Patient sagt: »Herr Doktor, ich schlafe nicht mehr so gut in letzter Zeit«, dann wäre es schlechte Medizin zu antworten: »Kein Problem, hier haben Sie ein Rezept für ein Schlafmittel«, oder: »Dann machen Sie mal eine Entspannungsübung.« Nein, auch bei Schlafstörungen muss man schon genau wissen, wo das Problem liegt, um es gezielt angehen zu können. Ich werde Ihnen daher immer wieder spezifische Fragen stellen und Sie kurze Selbsttests durchführen lassen, damit Sie Ihr Schlafproblem genauer kennenlernen.

Ihr persönliches Schlafbedürfnis

Zuallererst sollten Sie sich darüber klar werden, wie viel Schlaf Sie persönlich

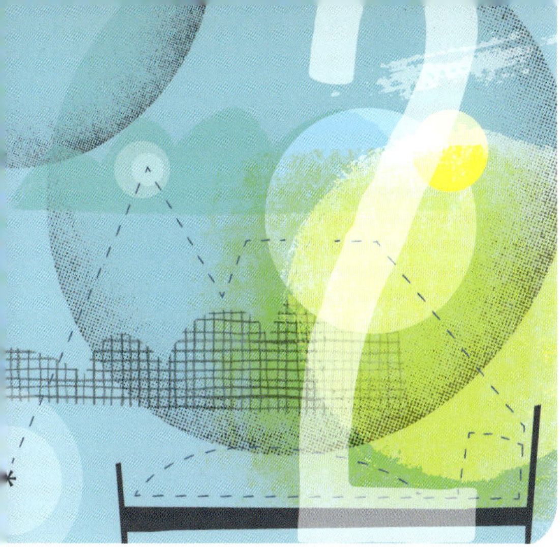

brauchen, um morgens erfrischt aufzuwachen und den ganzen Tag mit positiver Energie zu durchleben. In anderen Worten: bei wie vielen Stunden pro Nacht Ihr persönliches Schlafbedürfnis liegt. Diese Frage ist nicht so banal, wie sie klingt. Denn viele Menschen meinen nur deshalb unter einer Schlafstörung zu leiden, weil sie nicht auf die magischen 7 Stunden kommen, die beinahe schon den Status einer gesellschaftlichen Norm erreicht haben. Einen solchen Mindestwert gibt es nicht; das individuelle Schlafbedürfnis kann stark von diesen 7 Stunden abweichen. Kennen Sie Ihr individuelles Schlafbedürfnis? Wissen Sie, unterhalb welcher Grenze Sie am nächsten Tag die Quittung erhalten, in Form von Müdigkeit, Benommenheit und eingeschränkter Leistungsfähigkeit? Zur Präzisierung: Ich spreche hier von Ihrem aktuellen Schlafbedürfnis, also nicht darüber, wie es früher war. Denn das Schlafbedürfnis unterscheidet sich nicht nur von Mensch zu Mensch, sondern bei ein und derselben Person auch von Lebensabschnitt zu Lebensabschnitt. Wenn Sie Ihr aktuelles persönliches Schlafbedürfnis gut einschätzen können, schreiben Sie es bitte hier auf:

Mein persönliches Schlafbedürfnis liegt aktuell bei ... Stunden pro Nacht.

Wenn Sie Ihr persönliches Schlafbedürfnis nicht so genau beziffern können, schätzen Sie es bitte einfach und setzen Sie den Wert oben ein. Überlegen Sie dazu einmal, wann Sie zuletzt gut geschlafen haben, wann Sie an diesem Tag ins Bett gegangen sind und wann Sie am nächsten Morgen aufgewacht sind, und zwar von allein, also ohne Wecker. Es sollte sich um eine normale »Standardnacht« handeln, nicht um eine Nacht, in der Sie ein deutlicheres Schlafdefizit aus den vorangegangen Nächten aufholen mussten.

Ihr Chronotyp

Nachdem Sie sich nun bewusst gemacht haben, wie viel Schlaf Sie mindestens brauchen, müssen wir noch klären, wann Sie diesen Schlaf am besten und am liebsten bekommen sollten. Sind Sie eine Lerche (Frühschläfer und Frühaufsteher)? Oder eine Eule (Spätschläfer und Spätaufsteher)? Oder ein Mischtyp zwischen diesen beiden? Ähnlich wie das persönliche Schlafbedürfnis können die meisten Menschen auch ihre bevorzugte Schlafenszeit, also ihren Chronotyp, recht gut einschätzen. Dennoch sind manche Menschen – meist beruflich bedingt – im falschen Chronotyp gefangen, haben sich also an einen Tagesrhythmus gewöhnt, der ihrer inneren Uhr eigentlich zuwiderläuft. Vielleicht würden solche Menschen tatsächlich eines Tages von sich behaupten, Lerchen oder Mischtypen zu sein, obwohl in ihnen eigentlich eine Eule schlummert. Oder eben nicht schlummert, sondern weit nach Mitternacht noch hellwach ist. Was wiederum zu Schlafstörungen führt, die man dann selbst auf alles Mögliche, nur nicht auf eine Diskrepanz zwischen genetischem und sozialem Chronotyp zurückführt.

Leiden Sie unter einer typischen Schlafstörung?

Die entscheidende Frage, die wir in diesem zweiten Schritt von »Das Schlafwunder« klären wollen, ist, ob Sie überhaupt unter einer Einschlafstörung und/oder einer Durchschlafstörung leiden, also eine typische Schlafstörung haben. Das können Sie mit dem »Selbsttest Ein- und Durchschlafstörungen« auf der nächsten Doppelseite einfach herausfinden.

Nachdem Sie den »Selbsttest Ein- und Durchschlafstörungen« gemacht haben, wissen Sie, ob Sie eine Einschlafstörung, eine Durchschlafstörung oder sogar beides haben. Wenn das so ist, sollen Sie dann sofort in Panik geraten und zum Arzt laufen? Rhetorische Frage – natürlich nicht. Genau für Sie ist »Das Schlafwunder« ja geschrieben worden. Es kann gut sein, dass in einigen Situationen ein Arztbesuch unvermeidlich ist, und um diese Situationen wird es auch gleich gehen. Im Vordergrund steht in »Das Schlafwunder« allerdings immer die Frage: Wie viel können Sie selbst tun, um Ihren Schlaf Schritt für Schritt zu verbessern? Und die Antwort dieses Buches lautet ganz eindeutig: viel. Sehr viel.

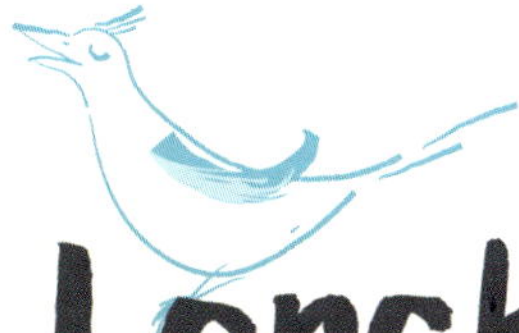

Lerche oder Eule

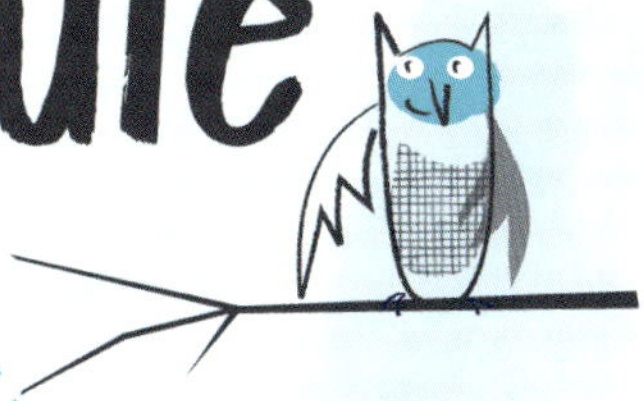

☐ Gehen Sie am liebsten vor oder gegen 22 Uhr zu Bett und wachen morgens gegen 8 Uhr oder früher auf?

☐ Sind Sie morgens bzw. vormittags am leistungsfähigsten?

Dann sind Sie ein Morgenmensch (eine Lerche).

☐ Machen Sie dagegen die Nacht zum Tage, können abends oder nachts am besten arbeiten und gehen erst nach Mitternacht schlafen?

☐ Brauchen Sie einen Wecker, um in der Früh aus dem Bett zu kommen?

Dann gehören Sie zu den Abendmenschen (den Eulen).

Finden Sie sich in keiner der Beschreibungen wieder, sind Sie ein Mischtyp.

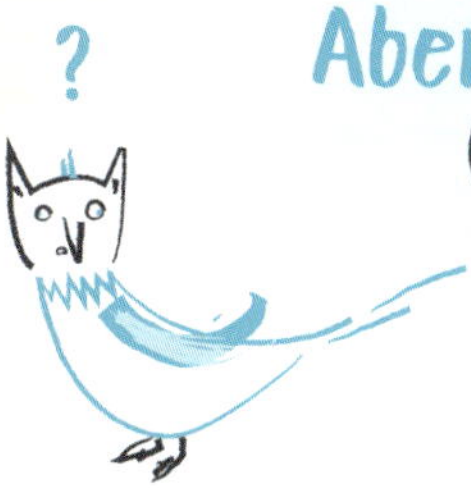

Selbsttest Ein- und Durchschlafstörungen

Frage	*Punkte*
1. Wie würden Sie insgesamt die Qualität Ihres Schlafes während der letzten 4 Wochen beurteilen? sehr gut (0 Punkte) ziemlich gut (1 Punkt) ziemlich schlecht (2 Punkte) sehr schlecht (3 Punkte)	
2. Wie lange hat es während der letzten 4 Wochen gewöhnlich gedauert, bis Sie nachts eingeschlafen sind? 15 Min. oder weniger (0 Punkte) 16–30 Min. (1 Punkt) 31–60 Min. (2 Punkte) mehr als 60 Min. (3 Punkte)	
3. Wie oft haben Sie während der letzten 4 Wochen schlecht geschlafen, weil Sie nicht innerhalb von 30 Min. einschlafen konnten? gar nicht (0 Punkte) einmal (1 Punkt) zweimal (2 Punkte) dreimal oder häufiger (3 Punkte)	
4. Wie viele Stunden haben Sie während der letzten 4 Wochen pro Nacht durchschnittlich geschlafen? über 7 Std. (0 Punkte) 6 7 Std. (1 Punkt) 5–6 Std. (2 Punkte) unter 5 Std. (3 Punkte)	
5. Wie oft haben Sie während der letzten 4 Wochen schlecht geschlafen, weil Sie mitten in der Nacht oder früh morgens aufgewacht sind? gar nicht (0 Punkte) einmal (1 Punkt) zweimal (2 Punkte) dreimal oder häufiger (3 Punkte)	

Frage	Punkte
6. Wie oft haben Sie während der letzten 4 Wochen schlecht geschlafen, weil Sie sich nachts mit stressvollen Gedanken beschäftigt haben? gar nicht (0 Punkte) einmal (1 Punkt) zweimal (2 Punkte) dreimal oder häufiger (3 Punkte)	
7. Wie oft haben Sie während der letzten 4 Wochen Schlafmittel eingenommen (vom Arzt verschriebene oder frei verkäufliche)? gar nicht (0 Punkte) einmal (1 Punkt) zweimal (2 Punkte) dreimal oder häufiger (3 Punkte)	
8. Wie würden Sie Ihre durchschnittliche Schlafeffizienz über die letzten 4 Wochen einschätzen? Zur Erklärung: Es geht darum, wie viel Prozent der im Bett verbrachten Zeit (von „Licht aus“ bis zum morgendlichen Aufstehen) Sie geschätzt tatsächlich geschlafen haben. über 85% (0 Punkte) 75–85 % (1 Punkt) 65–74 % (2 Punkte) unter 65 % (3 Punkte)	
Gesamtpunktzahl:	.... Punkte

Interpretation

0–6 Punkte: Sie sind ein guter Schläfer.
7–10 Punkte: Sie sind ein schlechter Schläfer.
11 Punkte oder mehr: Bei Ihnen besteht der Verdacht auf eine typische Schlafstörung.
4 Punkte oder mehr bei den Fragen 2 und 3 zusammengezählt: Bei Ihnen besteht der Verdacht auf eine Einschlafstörung.
4 Punkte oder mehr bei den Fragen 5 und 6 zusammengezählt: Bei Ihnen besteht der Verdacht auf eine Durchschlafstörung.

* Basierend auf dem Pittsburgh Schlafqualitätsindex (PSQI), modifiziert und gekürzt

Schritt 2: Leiden Sie an einer speziellen Schlafstörung?

- [x] Ich bin ein starker Schnarcher.
- [x] Mein Partner/meine Partnerin hat bei mir nachts Atemaussetzer beobachtet.
- [x] Ich leide unter starker Tagesmüdigkeit und -schläfrigkeit, selbst wenn ich meine, in der Nacht zuvor gut geschlafen zu haben.
- [x] Ich knirsche nachts mit den Zähnen.
- [x] Ich bin ein Schlafwandler.
- [x] Ich wache nachts häufig aus Albträumen auf.
- [x] Ich wache nachts häufiger mit dem Gefühl einer vollkommen grundlosen Panik auf.
- [x] Phasen nächtlicher Verwirrtheit und Orientierungslosigkeit kommen nach Angaben meines Partners/meiner Partnerin bei mir häufiger vor.
- [x] Ich leide unter abendlichen oder nächtlichen Muskelzuckungen und/oder Wadenkrämpfen.
- [x] Ich habe abends, wenn ich mich ins Bett lege, das Gefühl einer starken Unruhe in den Beinen und muss diese unbedingt bewegen.

Für Sie ist es jetzt von entscheidender Bedeutung herauszufinden, ob Sie nur »einfach so« schlecht schlafen oder ob Ihr schlechter Schlaf vielleicht durch eine spezielle Schlafstörung verstärkt oder vielleicht sogar mit hervorgerufen wird. Bitte schauen Sie, ob eine der Aussagen auf Seite 44 auf Sie zutrifft.

Wenn Sie keine der Fragen mit »Ja« beantwortet haben, dann sollten Sie ganz einfach mit der Lektüre dieses Buches und den nächsten Schritten unseres Programms fortfahren. Haben Sie allerdings auch nur eine einzige Frage mit »Ja« beantwortet, könnten Sie unter einer speziellen Schlafstörung leiden. In diesem Fall vereinbaren Sie also einen Termin bei Ihrem Hausarzt, um sich untersuchen zu lassen und gemeinsam mit ihm zu entscheiden, ob Sie zu einem weiteren Spezialisten überwiesen werden müssen. (Ausnahme Zähneknirschen, hier bitte direkt zum Zahnarzt gehen.) Auch in diesem Fall können Sie mit unserem Programm fortfahren (manchmal dauert es ja leider ziemlich lange, bis man so einen Arzttermin bekommt). Der volle Erfolg wird sich jedoch nur einstellen, wenn diese möglicherweise bestehende spezielle Schlafstörung parallel auch behandelt wird.

Liegt eine andere Erkrankung zugrunde?

Keine Sorge, ich möchte Sie hier nicht kränker machen, als Sie sind. Im Grunde geht es mir sogar ums Gegenteil: Es ist mir sehr wichtig auszuschließen, dass bei Ihnen eine Erkrankung vorliegt, die für Ihren gestörten Schlaf (mit)verantwortlich sein könnte. Einige Erkrankungen, die neben den hier genannten typischen Symptomen eben auch zu Schlafstörungen führen können, sind:

- Eine Depression kann mit Beschwerden wie Traurigkeit, Gleichgültigkeit gegenüber allem und jedem, Pessimismus, Antriebslosigkeit und suizidalen Gedanken einhergehen. Häufig bestehen Schlafstörungen, vor allem in den frühen Morgenstunden.
- Die Wechseljahre der Frau sind natürlich keine Erkrankung; sie können sich durch unregelmäßigen Zyklus bzw. ganz ausbleibende Regelblutung, Hitzewallungen, Stimmungsschwankungen/depressive Verstimmung, trockene Schleimhäute und nachlassende Libido zeigen. In dieser Zeit ist der Schlaf oft nicht mehr so gut wie früher.

- Eine Schilddrüsenüberfunktion kann zu vermehrtem Schwitzen, schnellem Ruhepuls/Herzrasen, Haarausfall, Gewichtabnahme, länger andauerndem Durchfall, hervortretenden Augen und eben auch Schlafstörungen führen.
- Weitere hormonelle Störungen oder Erkrankungen mit dem möglichen Symptom Schlafstörung sind die Blasenschwäche der Frau (häufiges Wasserlassen, auch nachts) und der Testosteronmangel des Mannes (etwas ungenau auch als männliche Wechseljahre bezeichnet) sowie die Prostatavergrößerung bei Männern, die ähnliche Symptome hervorruft wie die Blasenschwäche der Frau.
- Alle Krankheiten, die mit Schmerzen einhergehen, können den erholsamen Nachtschlaf erheblich behindern oder je nach Schmerzgrad und -ort auch vollständig verhindern. Häufig vorkommende Schlafstörer sind Gelenkschmerzen, Muskelschmerzen, Kopfschmerzen und Bauchschmerzen. Aber auch Sodbrennen kann das Einschlafen behindern.

Es müssen nicht immer alle aufgeführten Symptome vorhanden sein, meist reicht sogar ein einziges weiteres Symptom neben der Schlafstörung, um in diese Richtung diagnostisch aktiv zu werden, sprich: einen Arzt aufzusuchen.

Wenn bei Ihnen mithilfe dieser Tests und den sich anschließenden ärztlichen Untersuchungen eine spezielle Schlafstörung oder eine der genannten Hormonstörungen oder Erkrankungen diagnostiziert werden konnte, dann müssen Sie hiervon nicht mehr überzeugt werden. Sie werden dann hoffentlich bald von der spezifischen Behandlung profitieren, nicht zuletzt was Ihren Schlaf angeht.

Wenn alle diese Tests negativ ausgefallen sind, d.h. nicht den Verdacht auf eine spezielle Schlafstörung, eine Hormonstörung oder eine Erkrankung ergeben haben, wird das enorm zu Ihrer Beruhigung beitragen. Die bei Schlafgestörten verbreitete Idee „irgendetwas stimmt nicht mit mir“, sollte damit ausgeräumt sein. Was allein schon den Schlaf deutlich verbessern wird.

Schritt 2: Wie schlafgestört sind Sie?

1. Sie haben jetzt Ihr individuelles Schlafbedürfnis bestimmt.
   Es liegt bei durchschnittlich .... Stunden pro Nacht.

2. Sie haben sich klargemacht, ob Sie eine Lerche, eine Eule oder ein Mischtyp sind.
   - ☐ Ich bin eine Lerche.
   - ☐ Ich bin eine Eule.
   - ☐ Ich bin ein Mischtyp.

3. Sie haben jetzt herausgefunden, ob Sie unter einer typischen Schlafstörung, also einer Einschlaf- und/oder Durchschlafstörung leiden oder nicht.
   - ☐ Ich bin ein guter Schläfer.
   - ☐ Ich bin ein schlechter Schläfer.
   - ☐ Ich leide unter einer Einschlafstörung.
   - ☐ Ich leide unter einer Durchschlafstörung.
   - ☐ Ich leide unter einer kombinierten Einschlaf- und Durchschlafstörung.

4. Sie haben auch erfahren, ob Sie unter einer speziellen Schlafstörung leiden oder nicht.
   - ☐ Es gibt keinen Hinweis, dass ich unter einer speziellen Schlafstörung leide.
   - ☐ Ich plane wegen eines dieser Probleme einen Arzt aufzusuchen oder habe schon einen Arzt aufgesucht.

5. Schließlich konnte auch geklärt werden, ob andere, nicht primär schlafbezogene Krankheiten dafür verantwortlich sein könnten, dass Sie schlecht schlafen.
   - ☐ Ich habe keine Symptome, die zu einer der genannten Störungen oder Erkrankungen passen könnte.
   - ☐ Ich plane wegen eines dieser Probleme einen Arzt aufzusuchen oder habe schon einen Arzt aufgesucht.

Schritt 3: Ein Schlaftagebuch führen

Mit einem Schlaftagebuch dokumentieren Sie Ihre Liegezeit, die geschätzte Schlafzeit und die resultierende Schlafeffizienz. So lassen sich Verbesserungen leicht erkennen.

In diesem Schritt wollen wir uns mit einer der meistdiskutierten Fragen unter Schlafmedizinern beschäftigen. Mit der Frage nämlich, ob und in welchem Ausmaß man seinen eigenen Schlaf analysieren soll, um ihn zu verbessern. Konkret: Soll man beobachten, messen und Buch darüber führen, wie lange und wie gut man geschlafen hat? Hier kann es ja grundsätzlich 2 Meinungen geben (oder auch Tausende entsprechend der Zahl der Schlafmediziner weltweit). Aber im Grunde doch nur 2: Entweder man ist der Meinung, dass man seinen Schlaf und seine Schlaflosigkeit entdämonisiert, indem man Buch über sie führt. Und auf diese Weise immer wieder feststellt, dass man keineswegs »gar nicht« geschlafen hat. Und auch, wie sich der Schlaf durch ein Programm wie dieses immer weiter verbessert. Oder aber man glaubt, dass die ständige Beschäftigung mit dem eigenen Schlaf nur dazu führt, sich noch verrückter zu machen und dadurch noch schlechter zu schlafen.

Inzwischen sind viele Studien durchgeführt worden, durch die unsere Frage doch recht eindeutig beantwortet werden konnte. Und so herrscht unter Schlafmedizinern inzwischen auch weitgehend Einigkeit, dass es in den meisten Fällen sehr hilfreich ist, ein Schlaftagebuch zu führen.

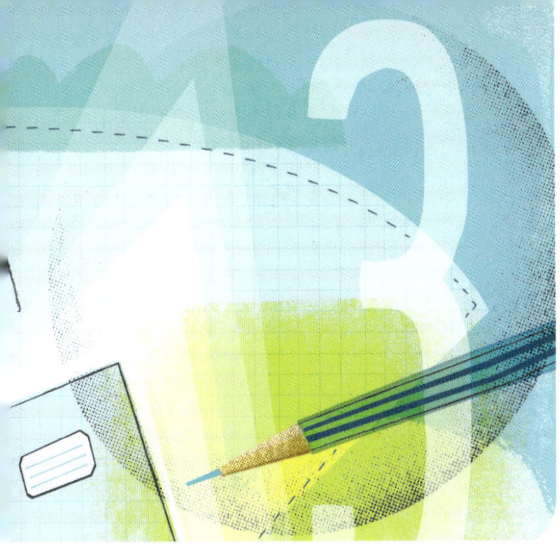

Wie geht das?

Nun, im Prinzip notieren wir abends nur kurz, wann wir das Licht ausschalten. Am nächsten Morgen schreiben wir uns die Uhrzeit auf, zu der wir aufgewacht sind. Aus der Differenz können wir die sogenannte Liegezeit berechnen. Das ist die Zeit, die wir mit dem Ziel zu schlafen im Bett verbracht haben. Die Liegezeit bezieht sich nicht auf andere Bett-typische Aktivitäten wie Sex, Lesen oder Fernsehen oder seit einigen Jahren (leider) auch die Beschäftigung mit dem Smartphone oder Tablet. Die Liegezeit beginnt also, wenn wir das Licht ausschalten, und zwar mit der Absicht zu schlafen. Sie endet, wenn wir morgens aufwachen, um bald darauf aufzustehen.

Wenn wir die Liegezeit bestimmt haben, schätzen wir (wohlgemerkt: schätzen wir), wie viele Stunden davon wir tatsächlich geschlafen haben. Das ist dann die Schlafzeit. Aus dem Verhältnis von Schlafzeit zu Liegezeit ergibt sich die Schlafeffizienz. Beispiel: Sie haben um 23 Uhr Ihr Buch auf den Nachttisch gelegt/Ihre sonstigen Bettaktivitäten beendet und das Licht ausgeschaltet. Um 7 Uhr morgens hat Sie der Wecker aus einem wirren Traum geklingelt. Sie gönnen sich noch eine 5-minütige Verlängerung durch Drücken der Snooze-Taste und stehen dann auf. Als Liegezeit würden Sie hier 8 Stunden notieren. Sie schätzen, dass Sie nach ca. 15 Minuten (gleich ¼ Stunde) eingeschlafen sind. Nachts sind Sie aufgewacht, zur Toilette gegangen, und danach erst nach geschätzten 45 Minuten (¾ Stunden) wieder eingeschlafen. Daraus ergibt sich eine Schlafdauer von 7 Stunden. Die Schlafeffizienz in dieser Nacht betrug also 7 Stunden geteilt durch 8 Stunden = ⅞ = 87,5 %.

Schlafdauer und Schlafeffizienz sind die wichtigsten Kennzahlen Ihres Schlafes. Die Schlafdauer sollte idealerweise Ihrem individuellen Schlafbedürfnis (Seite 38) entsprechen. Bei der Schlafeffizienz gelten Werte über 85 % als normal. Wenn Sie sich diese Werte nun Tag für Tag in eine Tabelle eintragen, haben Sie Ihr persönliches Schlaftagebuch und können so dokumentieren, wie sich Ihr Schlaf über die Zeit verändert und verbessert. So etwas kann man natürlich auch in einer Excel-Tabelle eintragen, genauso gut geht es aber von Hand.

Schlafdauer schätzen, nicht messen!

Aber noch einmal der Hinweis: Die Schlafdauer wird in diesem Modell geschätzt, nicht gemessen. Bei diesem Modell wird also nachts nicht auf die Uhr geschaut und erst recht wird der Schlaf nicht mithilfe elektronischer Gadgets durchgehend »getrackt«. Dieses auf der Schätzung der Schlafzeit basierende Modell des Schlaftagebuchs ist wissenschaftlich weithin akzeptiert und wird als schlaffördernd eingestuft. Das liegt daran, dass Menschen, die ihren Schlaf überhaupt nicht monitorisieren, dazu tendieren, ihre Schlaflosigkeit maßlos zu überschätzen.

Ich habe allerdings auch schon Patienten erlebt, die mit einer reinen Schätzung ihrer Schlafdauer nicht zurechtkommen. Diese Patienten berichteten mir, ganz und gar die Orientierung zu verlieren, wenn Sie nicht wissen, ob sie um 1 Uhr, 3 Uhr oder um 5 Uhr aufgewacht sind. Das führte dann zu einer Art Panik, weil sie überhaupt kein Gefühl dafür hatten, ob sie 2, 4 oder schon 6 Stunden geschlafen hatten bzw. ob sie gleich aufstehen mussten oder nicht. Diesen Patienten biete ich immer gerne den Kompromiss an, ein einziges Mal nachts auf die Uhr schauen zu dürfen, um diese komplette Orientierungslosigkeit oder gar Panik zu vermeiden.

Wenn wir jedoch beginnen zu übertreiben, ändert sich das Bild. Menschen, die nachts wach liegen und dabei jede halbe Stunde auf die Uhr schauen, werden dadurch nur noch unruhiger. Statt zur Ruhe zu kommen, beschäftigen sie sich damit zu berechnen, wie viel sie schon geschlafen haben und wie viel Zeit ihnen noch bleibt, um ein Minimum an Schlaf herauszuholen, bis der Wecker klingelt. Dieses Verhalten sollten Sie also auf jeden Fall vermeiden.

Mein Schlaftagebuch

DATUM	LICHT AUS	WECKER KLINGELN/ AUFSTEHEN	LIEGEZEIT	GESCHÄTZTE SCHLAFZEIT	SCHLAFEFFIZIENZ (SCHLAFZEIT/ LIEGEZEIT)	BEMERKUNGEN Z.B. AKTUELLER SCHRITT VON DAS SCHLAFWUNDER, EIGENOMMENE MEDIKAMENTE ETC.
22.3.2017	23:15	6:45	7,5h	6,5h	6,5 h/7,5h = 86,7 %	Schritt 3; um 22Uhr 2 Dragees Baldrian

Schlaftracker

Derzeit noch komplett umstritten sind sogenannte Schlaftracker, also elektronische Gadgets, mit denen die Schlafdauer und die Schlafqualität überwacht werden. Ich habe noch nicht beobachten können, dass sich dadurch eine Verbesserung des Schlafprofils erzielen lässt. Das liegt zum einen daran, dass diese Geräte immer noch sehr ungenau arbeiten. Mehrfach konnte ich beobachten, dass Patienten, die eine Entspannungsübung machen, dabei aber hellwach bleiben, vom Gerät als schlafend eingestuft werden. Tatsächlich lässt sich nur durch ein Elektroenzephalogramm (EEG), wie es in einem professionellen Schlaflabor verwendet wird, herausfinden, ob jemand schläft oder nicht. Ein Armband, Ring o. Ä. kann diese Funktion nicht ersetzen! Außerdem handelt es sich ja ausnahmslos um elektronische Geräte, die elektromagnetische Wellen aussenden, deren Wirkung auf Schlaf

Schritt 3: So führen Sie Ihr Schlaftagebuch

- [x] Führen Sie ein Schlaftagebuch in Form einer Tabelle (Beispiel in diesem Kapitel).
- [x] Die wichtigsten Kennzahlen des Schlaftagebuchs sind: Liegezeit, geschätzte Schlafdauer, Schlafeffizienz.
- [x] Schauen Sie nur abends vor dem Lichtausmachen, morgens nach dem Aufwachen und maximal einmal nachts auf die Uhr.
- [x] Verwenden Sie keine elektronischen Schlaftracker (Armbänder, Ringe etc.), es sei denn, Sie gehören zu den wenigen, die dadurch wirklich besser schlafen.

und Gesundheit immer noch nicht ausreichend erforscht ist. Verbannen Sie diese Geräte also aus Ihrem Schlafzimmer, es sei denn, Sie gehören zu den wenigen Ausnahmen, die damit eindeutig besser schlafen können.

Traumtagebuch

Abschließend vielleicht noch eine etwas spielerische Variante des Schlaftagebuchs, die man zusätzlich (nicht stattdessen!) wählen kann, nämlich das Traumtagebuch. Die Dimension unseres Traumerlebens und seines Einflusses auf unser psychisches Wohlbefinden hat schon zahllose (dicke!) Bücher gefüllt und würde den Rahmen von »Das Schlafwunder« bei Weitem sprengen. Für unseren Zweck hier, die »Heiligung der Nachtruhe« und den guten und erholsamen Schlaf, kann es aber viel bringen, sich seine interessanteren oder gar aufwühlenden Träume zu merken und aufzuschreiben. Es ist eine Art und Weise, diesem Abschnitt des Lebens eine größere Bedeutung beizumessen, ihn ernster zu nehmen und ihn nicht als ein rein physiologisches Bedürfnis abzuhaken. Da Träume aber nun einmal die Tendenz haben, schnell wieder vergessen zu werden, sollte das gleich morgens nach dem Aufwachen geschehen, zumindest stichwortartig auf einem Notizblock auf dem Nachttisch.

Schritt 4: Das Reinheitsgebot der Nachtruhe

Jetzt möchte ich Ihnen eine strukturierte Übersicht über die wichtigsten »schlafhygienischen Maßnahmen« geben: Entrümpeln Sie Ihre Nachtruhe.

»Die Nachtruhe ist heilig« ist ja eines der zentralen Credos meines Buches. Was uns aber heilig ist, können wir doch unmöglich einfach so vermüllen lassen. Mit elektronischen Geräten und Aktivitäten, mit Geräuschen aller Art, mit schlechter Luft, mit aufputschenden Substanzen und mit allerhand schlaftoxischen Tätigkeiten und Gedanken. All das muss schlicht und einfach raus aus unserem Schlafzimmer!

Und es muss durch ein reineres, beruhigendes, ja sogar ritualisiertes Konzept für unsere Nachtruhe ersetzt werden. In diesem vierten Schritt erhalten Sie eine Übersicht über die wichtigsten Maßnahmen dazu, die fachlich korrekt als Schlafhygiene bezeichnet werden. Einige werden Sie möglicherweise schon beherzigen und umgesetzt haben, einige – möglicherweise noch viel entscheidendere – vielleicht jedoch noch nicht. Statt aber nun die weit über 100 bekannten schlafhygienischen Maßnahmen (ja, so viele gibt es wirklich!) parallel und minutiös umzusetzen, möchte ich Ihnen empfehlen, mit den »Big 3« der Schlafhygiene zu beginnen, wie ich sie nenne.

Die »Big 3« der Schlafhygiene

Ich nenne sie die »Großen 3«, weil ohne sie nichts geht in der Schlafhygiene und ohne sie eine erholsame Nachtruhe nicht mög-

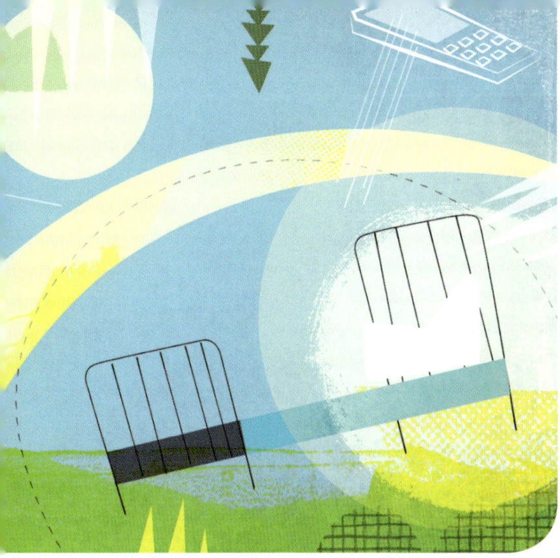

lich ist – es sei denn, der eigene Schlaf ist so robust, dass man ein Buch wie »Das Schlafwunder« niemals in die Hand nehmen würde. Gleichzeitig ist ein Großteil der Schlafstörungen in unserer von permanenter Leistungsbereitschaft und Erreichbarkeit geprägten Gesellschaft genau darauf zurückzuführen, dass diese »Big 3« konsequent missachtet werden. Es wird Sie kaum überraschen, worum es sich bei diesen »Big 3« handelt. Bestimmt haben Sie sich auch schon häufiger Gedanken darüber gemacht, wie oft Sie gegen diese 3 essenziellen Punkte der Schlafhygiene verstoßen:

- kein Koffeinkonsum nach 15 Uhr
- keine Elektronik im Schlafzimmer
- nichts Berufliches vor dem Schlafengehen

Diese 3 Punkte scheinen auf den ersten Blick selbsterklärend zu sein. Wir wollen sie aber dennoch ein wenig genauer betrachten, um zu verstehen, wie wir sie in unseren Tages- und Nachtablauf einbauen können. Denn allein dadurch, dass wir ihre Wichtigkeit erkannt haben, beherzigen wir sie ja noch lange nicht. Eben gerade weil wir in einer Welt leben, die eine konsequente Missachtung der »Big 3« von uns zu verlangen scheint.

Kein Koffeinkonsum nach 15 Uhr!

Die anregende, wach machende, manchmal sogar aufputschende Wirkung von Koffein ist seit der Antike bekannt. Koffeinhaltige Getränke gezielt einzusetzen, um länger wach und leistungsfähig zu bleiben, ist jedoch ein Phänomen unserer Zeit. Menschen trinken Kaffee, Tee, Cola oder Energydrinks schon lange nicht mehr nur deswegen, um einen genussvollen und anregenden Moment zu erleben. Sie konsumieren diese Getränke ganz bewusst in der Absicht, Müdigkeit zu vertreiben, biologische Tiefs zu überwinden und die Schlafdauer zu reduzieren. Prinzipiell kann man davon ausgehen, dass dieser Aspekt bei einem Konsum von mehr als 2 Tassen Kaffee täglich im Vordergrund steht. Und dabei wird gerne vergessen, dass Koffein eine recht lange Halbwertszeit hat. Sie beträgt nämlich im Mittel 5 Stunden, d. h., 5 Stunden nach der letzten Tasse Kaffee ist immer noch die Hälfte des Koffeins im Körper verblieben! Die Geschwindigkeit, mit der Koffein abgebaut wird, ist genetisch festgelegt, deswegen gibt es auch besonders koffeinempfindliche und weniger koffeinempfindliche Menschen. Aber kein Mensch sollte sich darüber wundern, wenn er tagsüber und bis in den späten Nachmittag mehrere Tassen Kaffee trinkt und dann nachts nicht schlafen kann. Wer also die folgenden 2 Koffeinregeln beachtet, hat diese häufige Ursache von Schlafstörungen damit schon einmal beseitigt:

- Maximal 2 Tassen Kaffee pro Tag trinken: z. B. 1 Tasse zum Frühstück und 1 nach dem Mittagessen.
- Keine koffeinhaltigen Getränke nach 15 Uhr trinken.

Ich bin nicht grundsätzlich gegen Kaffee, trinke auch gerne selber welchen, zumal anders als bei anderen Genussmitteln eine gesundheitsschädliche Wirkung nicht besteht, im Gegenteil. Gleichzeitig möchte ich Ihnen wirklich ans Herz legen, diese beiden Koffein-Regeln konsequent zu beachten, sonst macht es in der Tat wenig Sinn, andere Schlafbaustellen zu bearbeiten. Für Menschen mit einem deutlich höheren täglichen Koffeinkonsum mag das ein einschneidender Schritt sein. In den ersten Tagen kann ein regelrechter Entzug mit ausgeprägter Tagesmüdigkeit und Kopfschmerzen auftreten. Aber versprochen: Dieser Entzug ist nicht gefährlich und dauert immer nur wenige Tage. Danach fühlt man sich auch insgesamt besser, vor allem weniger unruhig und nervös. Und dann muss man einfach hart bleiben. Wenn einem nach 15 Uhr Kaffee angeboten wird, einfach konsequent »Nein« sagen und auf ein anderes Getränk ausweichen, am besten Wasser. Auch nicht koffeinhaltige Tees, z. B. Früchtetees, sind geeignet. Aber Achtung: Der als sehr gesund geltende grüne Tee enthält fast genauso viel Koffein wie Kaffee!

Keine Elektronik im Schlafzimmer!

Wissen Sie, wie Sie die schlafstörende Wirkung von Koffein imitieren können, ohne auch nur einen einzigen Schluck Kaffee (oder eines anderen koffeinhaltigen Getränks) zu trinken? Ganz einfach: indem Sie sich konsequent über den zweiten Punkt der »Big 3« hinwegsetzen, der da lautet: keine Elektronik im Schlafzimmer! Smartphone, Tablet & Co. aktivieren nämlich die gleichen Hirnzentren wie Koffein und andere aufputschende Substanzen. Einige Wissenschaftler vergleichen den Effekt elektronischer Medien sogar mit einem noch weitaus stärker wirkenden und unter anderem auch deswegen illegalen Stimulans: Kokain. Wahrscheinlich haben Sie auch die Diskussion über elektromagnetische Wellen (Strahlen) verfolgt, die solche Geräte absenden. Bestimmt haben Sie auch schon einmal davon gehört, dass das blaue Licht von Bildschirmen den Schlaf beeinträchtigen kann. Beide Punkte sollten wir nicht unterschätzen und größere Studien abwarten, ehe wir leichtfertig über dieses Problem hinwegsehen. Im Übrigen auch tagsüber.

Wir können nicht »abschalten«

Was nun aber den Schlaf angeht, geht es in allererster Linie um einen ganz anderen Effekt dieser Geräte. Oder besser gesagt: der Inhalte, die wir über diese Geräte aufnehmen. Diese wirken direkt aktivierend auf unser Gehirn und hindern uns im wahrsten Sinne des Wortes daran abzuschalten. Jede neue Nachricht auf der ständig aktualisierten Seite unserer Onlinezeitung, jede E-Mail, jede SMS oder WhatsApp-Nachricht und jedes Like auf einer Social-Media-Seite haben eine doppelt aktivierende Wirkung auf unser Gehirn:

1. Wir empfinden das ständig Neue und Aktualisierte wie eine Belohnung, ganz gleich wie minimal und banal die Veränderung auch ist. Unser Gehirn schüttet daraufhin eine spezielle Belohnungssubstanz aus, die Dopamin heißt. Bereits im ersten Teil haben wir erfahren, dass Dopamin zu den Anti-Schlafhormonen zählt.
2. Wir empfinden Stress, da wir irgendwie auf das Neue reagieren müssen – oder zumindest meinen, reagieren zu müssen (wie stressvoll es ist, nicht zu antworten!). Die Stresshormone Adrenalin und Cortisol werden ausgeschüttet, die ja ebenfalls nicht gerade als Schlafmittel bekannt sind.

30 Minuten vor dem Schlafengehen alles ausschalten

Aus diesem Dilemma gibt es nur einen Ausweg: spätestens 30 Minuten vor dem geplanten Einschlafen den Computer ausmachen und alle mobilen Geräte in den Schlafmodus schalten (auch wenn er bei Ihrem Gerät nicht so heißen sollte). Das gilt übrigens auch für jenes altmodische Gerät, das wir Fernseher nennen und das sich langsam, aber sicher aus der Riege der Top-Schlafstörer verabschiedet, eben weil zunächst der Computer und inzwischen die mobilen internetfähigen Geräte diese Rolle übernommen haben. Also noch einmal, weil es so, so wichtig ist: 30 Minuten vor dem Schlafengehen elektronische Geräte aus oder in den Schlafmodus!

Am besten keine Geräte im Schlafraum

Was aber machen wir mit den Geräten, wo sollen sie über Nacht bleiben? Sollen wir sie ganz und gar aus dem Schlafzimmer verbannen? Am besten ja. Ich bin mir aber auch bewusst, dass das Smartphone für viele Menschen inzwischen längst auch als Uhr und als Wecker fungiert. Einige Menschen lesen auf dem Tablet (bitte abends den lichtschwächeren Modus einschalten), andere wiederum benutzen eine App für die Erzeugung eines »weißen Geräusches« in ihrem Schlafzimmer (dazu unten gleich mehr) oder hören ein Entspannungshörbuch über das Handy. Die komplette Verbannung erscheint also nicht ganz mit der heutigen Realität vereinbar zu sein. Daher empfehle ich meinen Patienten den folgenden Kompromiss (und handhabe das auch selbst so):

- Maximal ein einziges der genannten Geräte im Schlafzimmer. Das ist so eben noch mit dem »Reinheitsgebot der Nachtruhe« vereinbar.
- Das Gerät in den Schlaf-/Ruhe-/Flugmodus schalten, bevor es ins Schlafzimmer gebracht wird.
- Nachts ausreichender Abstand zum Bett (> 1 m).

Zwischen Gebrauch und Missbrauch unterscheiden

Diesen Abschnitt sollten Sie übrigens nicht als Tirade gegen die elektronischen Medien an sich auffassen, zumal man heutzutage ohne elektronische Medien in fast keinem Beruf mehr konkurrenzfähig ist. Allein deswegen ist eine komplette elektronische Abstinenz auch weltfremd. Sehr wohl kann dieser Abschnitt aber als eine Warnung verstanden werden, elektronische Medien zu missbrauchen. Auf wie viele Arten man das tagsüber tun kann, wissen Sie selbst am besten. Eines ist aber sicher: Nachts online zu bleiben ist als schwerer Missbrauch dieser Medien ein-

BIG 3

1. KEIN KOFFEINKONSUM NACH 15 UHR!

2. KEINE ELEKTRONIK IM SCHLAFZIMMER!

AUS!

3. NICHTS BERUFLICHES VOR DEM SCHLAFENGEHEN!

raus!

zustufen, denn wir gefährden dadurch eine unserer größten Kostbarkeiten: den tiefen, gesunden, erholsamen Schlaf.

Nichts Berufliches vor dem Schlafengehen!

Die dritte schlafhygienische Maßnahme der »Big 3« betrifft unsere Arbeit. Wie heißt es noch so schön in Thomas Manns Buddenbrooks: »Mein Sohn, sei mit Lust bei den Geschäften am Tage, aber mache nur solche, dass wir bei Nacht ruhig schlafen können.« Auch wenn Thomas Mann hier auf den schlafraubenden Effekt von riskanten oder »krummen« Geschäften abhebt, stellt er doch auch ganz allgemein den Zusammenhang zwischen, sagen wir, »Problemen bei der Arbeit« und Schlafstörungen her. Und diesen Zusammenhang kennen wir ja nun alle. Meiner Erfahrung nach sind weit über 50 % der Schlafstörungen zumindest teilweise auf berufsbedingten chronischen Stress zurückzuführen. In Schritt 7 von »Das Schlafwunder« werden wir uns noch etwas näher mit diesen Problemen beschäftigen, die sich ja nicht selten existenziell anfühlen.

Nicht umsonst hat Thomas Mann aber auch von den »Geschäften am Tage« gesprochen und nicht von solchen, die man bis spätabends oder gar nachts betreibt. Wenn wir nämlich unsere Arbeit mit in unseren Schlaf hinübernehmen, dann vergiften wir diesen buchstäblich, denn Arbeit, die wir unbedingt noch spätabends erledigen müssen, ist gleichbedeutend mit Stress, ist gleichbedeutend mit erhöhtem Cortisol, ist gleichbedeutend mit ... – Sie erinnern sich (falls nicht: Cortisol (Seite 12)).

Die Minimalforderung zum Schutz unseres Schlafes lautet daher: keine Arbeit während der Nachtruhe – und diese beginnt spätestens (!) 30 Minuten vor dem geplanten Einschlafen (das erkläre ich im Folgenden noch etwas genauer). Da abendliche Arbeit für die meisten Menschen vor dem Computer stattfindet, lassen sich meine dringenden (!) Empfehlungen »Spätestens 30 Minuten vor dem Schlafengehen Computer und Mobilgeräte auf Schlafmodus« und »Spätestens 30 Minuten vor dem Schlafengehen mit der Arbeit aufhören« ganz exzellent miteinander verbinden. Die Gefahr, dass Sie mitten in der Nacht aufwachen und Ihre beruflichen Probleme auf Endlosschleife laufen, verringert sich dadurch beträchtlich. Und noch beträchtlicher, wenn Sie sich bereits 2 Stunden vor dem Schlafengehen von Arbeit, Computer, Smartphone und Tablet verabschieden und den Abend einmal richtig genießen. Ich bin sicher, da wird Ihnen schon etwas einfallen.

Sicher, es gibt Deadlines und Last-minute-Aufträge, die uns gelegentlich eine Extraschicht aufzwingen und bis in die berühmten Puppen arbeiten lassen. Aber diese sollten die Ausnahme sein, sonst hat man sein Leben schlicht und einfach nicht gut genug organisiert.

Nachtruhe ist mehr als nur im Bett liegen

Koffein, Elektronik, Nachtarbeit – ich denke, was diese Hauptstörer der Nachtruhe angeht, haben wir jetzt ein klares Konzept festgelegt. Dabei ist Ihnen sicher aufgefallen, dass alle 3 Maßnahmen schon eingeleitet werden, bevor wir abends das Licht ausmachen, um einzuschlafen. Im Falle des Koffeins sogar schon viele Stunden vorher. Der Schutz unserer Nachtruhe beinhaltet auch bereits tagsüber viele bewusste Entscheidungen, deren Früchte wir dann nachts in Form eines erholsamen Schlafs ernten. Und auch die Nachtruhe selbst beschränkt sich nicht auf die reine Zeitspanne zwischen Lichtausmachen und Weckerklingeln. Die reine Liegezeit sollte nämlich von 2 Pufferzonen à 30 Minuten flankiert sein oder vielleicht sollte ich lieber sagen: in diese eingebettet sein. Man könnte also sagen:

Nachtruhe = abendliche Pufferzone (mind. 30 Min.) + Liegezeit und Schlafzeit + morgendliche Pufferzone (mind. 30 Min.)

Dos und Don’ts in der Pufferzone

Diesen Zeitraum gilt es zu schützen, ja sogar zu zelebrieren. Um diesen gesamten Zeitraum geht es, wenn ich sage »Die Nachtruhe ist heilig«. Wie spirituell man dieses »heilig« interpretiert, bleibt natürlich jedem selbst überlassen. Tatsächlich macht es aber selbst für den rationalsten Menschen Sinn, die eigene Nachtruhe zu ritualisieren, also spätestens 30 Minuten vor dem Schlafengehen eine im wahrsten Sinne des Wortes einschläfernde Routine zu entwickeln. Diese besteht natürlich nicht ausschließlich aus Don‘ts, also Dingen, die wir während der Nachtruhe lieber aus unserem Verhaltensrepertoire streichen sollten. Besagte »Big 3« gehören ja ganz eindeutig zu dieser Kategorie. Auch »Dos«, das heißt aktiv schlaffördernde Maßnahmen, haben ihren Platz in der Schlafhygiene. Sie sind aber nicht so allgemeingültig und entsprechend viel individueller gestaltbar als die Don'ts. Elektronische Geräte aus bzw. auf Schlafmodus schalten, gilt für jeden, der gut schlafen will. Ein heißes Bad mit Lavendelduft muss hingegen nicht jeder mögen, der eine schläft hinterher ein, dem anderen wird davon schlecht. Ein kurzer Spaziergang beruhigt den einen und regt den anderen auf, weil er Angst vor der Dunkelheit hat. Lesen funktioniert hingegen für sehr viele Menschen. Sex wiederum für weniger, als man denkt, weil er vielen als regelmäßiges Ritual zu unspontan und verpflichtend vorkommt.

All das gilt im Übrigen auch für die morgendliche Pufferzone nach dem Aufstehen. Sich nicht sofort in irgendeine stressvolle Aufgabe stürzen oder sich sogar direkt aus dem Bett auf den Weg zur Arbeit machen (Don'ts) ist für niemanden gut, denn es setzt von Beginn an den falschen Akzent für den ganzen Tag und kann bis in den Abend hineinwirken. Ob man aber zuerst duscht, frühstückt, Sport macht oder den Tag mit sonst etwas Entspannendem beginnt, ist jedem selbst überlassen. Das einzig obligate »Do« ist allerdings, dass man zu irgendeinem Zeitpunkt am Morgen in aller Ruhe frühstückt. Ein gutes Frühstück kann als Taktgeber für eine ausbalancierte Tag-Nacht-Rhythmik gar nicht überschätzt werden.

Schlafhygiene jenseits der »Big 3«

Die meisten schlafhygienischen Maßnahmen jenseits der »Big 3« haben also eine starke individuelle Komponente. Bitte lesen Sie die folgende Aufstellung dieser Maßnahmen daher auch nicht mit dem Anspruch, sie unbedingt alle umsetzen zu wollen. Lesen Sie jedoch alle in Ruhe durch, widmen Sie sich dann aber nur denjenigen intensiver, die Ihnen persönlich etwas sagen, die Sie persönlich betreffen, die eine Saite in Ihnen zum Klingen bringen. Und vor allem: die Sie nicht sowieso schon lange umgesetzt haben. Die Aufstellung orientiert sich an der Übersicht »Ursachen für Ein- und Durchschlafstörungen« (Seite 24/25).

Lärm eliminieren oder neutralisieren

Unser Gehörsinn funktioniert nachts besser als am Tag. Das ist ein uralter Schutzmechanismus, damit wir in der Dunkelheit und selbst noch im Schlaf mögliche Gefahren wahrnehmen und darauf reagieren können. Wenn wir uns aber in unserem gemütlichen und gut geschützten Zuhause hinlegen und einfach nur schlafen wollen, kann dieser archaische Schutzmechanismus sehr hinderlich sein. Denn warum sollten wir aufwachen, nur weil wir diverse ungefährliche Geräuschquellen wahrnehmen? Der in der Dunkelheit gesteigerte Gehörsinn ist dann lediglich eines von vielen Steinzeitprinzipien, die mit unserem heutigen Leben nichts mehr zu tun haben, ähnlich wie das hocheffiziente Fettspeichersystem unseres Körpers.

Wenn der Partner schnarcht

Die wichtigste störende Geräuschquelle im Schlafzimmer ist für viele Menschen der schnarchende Partner, in einigen Fällen auch der lediglich atmende Partner – denn selbst normale Atemgeräusche gehen einigen Menschen nachts auf die Nerven und lassen sie nicht schlafen. In beiden Fällen sollten Sie die Überschrift dieses Abschnitts (Geräuschquellen eliminieren oder neutralisieren) aber selbstverständlich nicht wörtlich nehmen, es ist keineswegs meine Absicht, zum Gattenmord aufzurufen ... Zuallererst sollte man natürlich versuchen, die Ursache des Schnarchens zu identifizieren. Das geht meist nicht ohne Schlaflaboruntersuchung, die aber wiederum auch ambulant, also zuhause durchgeführt werden kann. Lässt sich das Schnarchen durch eine spezielle Schiene, Maske oder gar durch eine Operation beheben: schön. Falls nicht, gibt es 2 Möglichkeiten. Möglichkeit 1: getrennte Schlafzimmer. Diese Lösung wird allerdings von vielen gescheut, da sie in unserer Gesellschaft merkwürdigerweise dem Eingeständnis gleichzukommen scheint, dass jegliche sexuelle Interaktion zwischen den Partnern erloschen ist. Als könnte man die Distanz zwischen 2 Schlafzimmern in einer üblichen Wohnung oder einem normaldimensionierten Haus nicht bequem zu Fuß zurücklegen und sich bei einem der Partner zum Sex treffen. Andererseits vermissen viele bei getrennten Schlafzimmern das Gefühl der Geborgenheit.

Schnarch- und andere Geräusche neutralisieren

Wer das gemeinsame Schlafzimmer also nicht aufgeben möchte, für den bietet sich Möglichkeit 2 an: Hier kommt das Wort »neutralisieren« ins Spiel. Wiederum geht es nicht um den Partner, sondern um das von ihm generierte Geräusch. Sogenanntes »weißes Rauschen«, also ein gleichmäßiges Hintergrundgeräusch, kann Schnarchtöne verschlucken und damit tatsächlich neutralisieren. Es wird wenig darüber gesprochen, aber ich bin überzeugt, dass die Dunkelziffer der Fälle, in denen ein Ventilator mit seinem gleichmäßigen Rauschen als Eheretter fungiert hat, sehr hoch ist. Alternativ gibt es inzwischen auch viele Apps, über die man diverse angenehme Geräusche (Wasserfall, Meer/Wellen, Bach, Regen) generieren kann. Das geht dann übrigens auch mit dem auf Schlafmodus geschalteten Smartphone oder Tablet, verstößt also nicht gegen das Reinheitsgebot der Nachtruhe.

Auch bei vielen anderen störenden Geräuschen, die nicht direkt beeinflussbar sind (z. B. laute Nachbarn oder eine viel befahrene Straße), ist die Neutralisierung durch weißes Rauschen der vielversprechendste Ansatz. Und eine App hat man ja immer dabei, sogar im Urlaub kann man sich so die Musik von der nahen Diskothek vom Leibe halten.

Eine optimale Temperatur herstellen

Die optimale Schlafzimmertemperatur liegt zwischen 15 und 20 °C. Diese recht kühle Temperatur braucht der Körper, da er nachts seine eigene Kerntemperatur um fast 1 °C herunterfährt. Das wiederum führt zu einer Verlangsamung vieler Stoffwechselprozesse – auch darin drückt sich die erholende Wirkung des Schlafs aus.

Wie überall gibt es aber auch hier individuelle Unterschiede. Kaltschläfer tendieren eher Richtung 15 °C, Warmschläfer bevorzugen eine Schlafzimmertemperatur am oberen Rand, also bei 20 °C oder sogar darüber. Ein einfacher Test, um festzustellen, ob im eigenen Schlafzimmer die optimale Temperatur herrscht, besteht aus der Frage: Wachen Sie nachts frierend oder schwitzend auf? Ist das nicht der Fall, brauchen Sie sich um diesen Punkt nicht weiter zu kümmern. Frieren Sie, müssen Sie irgendwie die Temperatur erhöhen, entweder durch dickere Kleidung, eine dickere Decke oder indem Sie die Heizung aufdrehen. Keineswegs sollten Sie sich einreden, dass Sie »da durch müssen«, weil kalte Luft nun einmal gesünder sei. Das ist nicht der Fall und nächtliches Frieren führt tatsächlich zu nichts – außer zu schlechterem Schlaf und erhöhter Erkältungsanfälligkeit.

Schwitzen stört ebenfalls beim Schlafen. Wenn Sie Nacht für Nacht schweißgebadet aufwachen, kann das sogar ein Symptom einer Erkrankung sein, bitte berichten Sie dann einmal Ihrem Arzt davon. Ansonsten Heizung herunterdrehen und Fenster leicht öffnen.

Das sind ja nun alles keine großen intellektuellen Herausforderungen. Komplizierter wird es aber wie so häufig, wenn zwischen den Bettpartnern Uneinigkeit über die ideale Schlafzimmertemperatur herrscht. Womit wir wieder bei der Frage nach getrennten Schlafzimmern angekommen sind. Will man das Bett aber die ganze Nacht lang teilen, muss im Prinzip der Warmschläfer nachgeben: Denn er (oder meist sie) kann sich ja einfach dicker anziehen oder eine dickere Decke nehmen. Umgekehrt wäre es für den Kaltschläfer in einem subjektiv zu warmen Zimmer doch wesentlich komplizierter, sich herunterzukühlen.

Für gute Luft sorgen

Nicht nur die Temperatur, auch die Qualität der Luft kann den Schlaf beeinflussen. Wobei es hier in erster Linie um eine vollkommen subjektive Einschätzung geht. Denn ein messbarer Sauerstoffmangel kann im Prinzip nur entstehen, wenn sich sehr viele Menschen in einem sehr kleinen und ungelüfteten Raum aufhalten. Der berühmte Frischluftfanatiker kann sich also auf nichts anderes stützen als auf seine persönliche Vorliebe. Im Prinzip reicht es nämlich, das Schlafzimmer vor dem Schlafengehen einmal komplett durchzulüften, dann ist genug Sauerstoff für die ganze Nacht da.

Wie ist es mit der Luftfeuchtigkeit?

Diese sollte zwischen 40 und 60 % liegen. Messen kann man sie mit einem Hygrometer (online erhältlich bei ... – Sie wissen schon. Oder auch in jedem Baumarkt). Bei zu niedrigen Werten, wie z. B. in der Heizungssaison, können die Schleimhäute gereizt werden, sodass man nachts mit einem trockenen Mund oder sogar einem lästigen Reizhusten aufwacht. Dann einfach eine Schale mit Wasser (täglich wechseln, Keimgefahr!) auf die Heizung stellen. Falls das nichts bringt, über den Kauf eines Luftbefeuchters nachdenken.

Einen Luftentfeuchter brauchen Sie bei einer Luftfeuchtigkeit von konstant über 60 % (kommt eher im Sommer vor), wenn es Ihnen nicht gelingt, diese durch einfache Maßnahmen zu senken (vor allem Fenster kippen, so kann die ausgeatmete, mit Feuchtigkeit gesättigte Luft nach draußen gelangen). Bei erhöhter Luftfeuchtigkeit schwitzt man zum einen mehr, zum anderen kann sich aber auch leichter Schimmel bilden.

Schlaffördernde Düfte

Schließlich geht es auch noch um den Geruch. Auch höchst subjektiv natürlich. Aber bestimmte Düfte können tatsächlich messbar zur Entspannung beitragen. Entsprechend erfolgreich ist die sogenannte Aroma-Therapie. Überlegen Sie einmal, was Ihnen da persönlich gefallen könnte. Und dann probieren Sie es einfach aus. Ein Beschaffungsproblem sollte es hier nicht geben, denn die Lösungen sind fast alle sehr einfach: ein Lavendelsäckchen auf dem Nachttisch zum Beispiel oder eine frische Zitronenscheibe auf einem kleinen Teller neben dem Bett oder ein kommerziell erhältlicher Raumduft-Spender.

Der Wechsel von Licht und Dunkelheit

Dieser Wechsel steuert unseren Biorhythmus seit Urzeiten und entscheidet darüber, ob unser Gehirn wachen oder schlafen will. Dieser natürliche Rhythmus ist tief in unsere DNA eingebrannt. Erst seit wenigen Jahrhunderten, und verstärkt seit der Erfindung der Glühbirne durch Thomas Edison im 19. Jahrhundert, haben die Menschen diesen natürlichen Rhythmus außer Kraft gesetzt. Vorher schlief man im Winter deutlich länger, häufig sogar in 2 Schlafphasen, die von einer nächtlichen Wachphase unterbrochen wurde. Diese Zeit zwischen dem »ersten« und dem »zweiten« Schlaf nutzte man für Unterhaltungen, Gebete und Sex. In den kurzen Sommernächten ging man entsprechend später zu Bett und stand früher auf, vermutlich ohne eine nächtliche Pause. Der längere »Winterschlaf« war durch die deutlich höheren Spiegel des »Dunkelhormons« Melatonin (Seite 21) bedingt.

Deswegen unterscheidet sich die Schlafdauer im Winter auch heute noch von der im Sommer, die Differenz liegt allerdings inzwischen unter einer halben Stunde. Das liegt natürlich daran, dass die Melatonin-Produktion und damit der Schlaf längst durch künstliches Licht getaktet werden. Niemand würde heute daher auf die Idee kommen, Schul- und Arbeitszeiten von der Jahreszeit abhängig zu machen, winters wie sommers müssen die meisten um 8 Uhr da sein.

SCHLAFBRILLE *nähen*

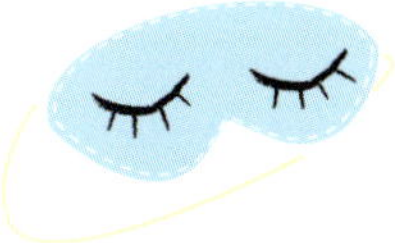

- (Baumwoll-)Stoff + Fleece
- Gummiband, ca. 7 mm breit
- Stecknadeln
- Nähmaschine
- Schere

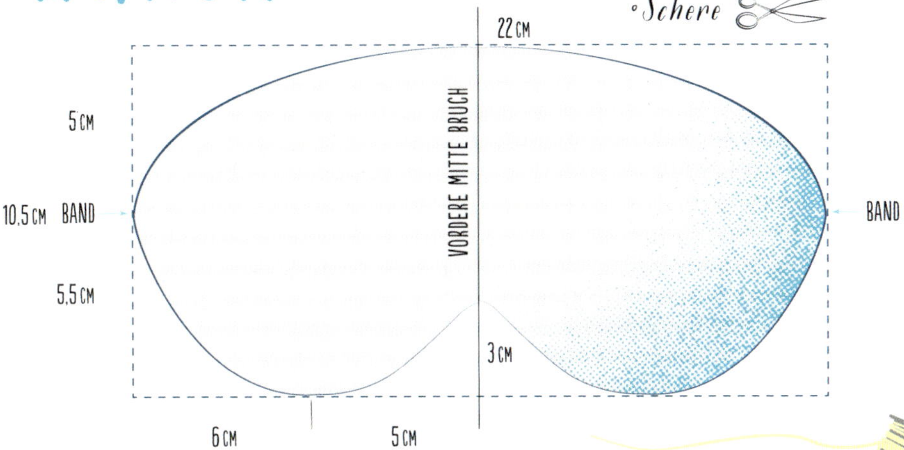

1. Übertragen Sie die Vorlage (+ Nahtzugabe) auf den Stoff und den Fleece.

2. Testen Sie wie viel Gummiband Sie brauchen, damit die Maske relativ fest sitzt. Schneiden Sie 1,5 cm mehr ab, damit die Ränder leichter vernäht werden können.

3. Legen Sie den Stoff + Fleece mit der rechten Seite aufeinander. Das Gummiband muss dabei innen liegen und die Enden müssen an den beiden Seiten zwischen dem Stoff hervorschauen. Nähen Sie Stoff und Fleece zusammen. Lassen Sie oben eine kleine Öffnung zum Wenden!

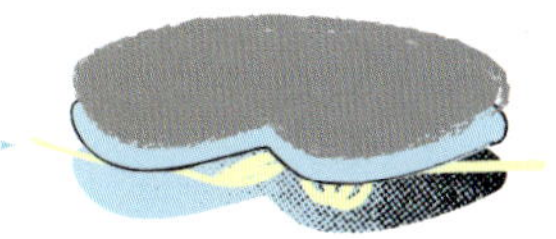

4. Jetzt können Sie die Maske wenden und das kleine Loch auch zu nähen. Wer mag kann noch Schlummeraugen aufsticken.

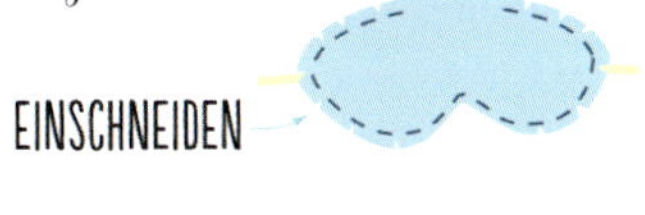

Dunkelheit fördert den Schlaf

Umso wichtiger ist es, die Melatonin-Produktion nicht auch noch in den kurzen Phasen zu behindern, die wir für unseren Schlaf reservieren. Wenn wir das Licht abends ausschalten, dann sollte es bitteschön auch wirklich dunkel sein in unserem Schlafzimmer.

Dichte, gut schließende Vorhänge oder Rouleaus, kein Licht auf dem Flur, das unter dem Türspalt ins Schlafzimmer dringt, kein Nachtlicht im Zimmer, keine Geräte, die ein noch so kleines Licht aussenden, also kein Wecker mit Leuchtziffern, kein Fernseher mit einem roten oder blauen Standby-Licht oder sonst irgendein Gerät mit sonst irgendeiner Leuchtdiode.

Und wenn man nachts aufwacht, maximal den einen Blick auf die Uhr oder aufs Smartphone (im Schlafmodus) und möglichst kein Licht anmachen, wenn man mal zur Toilette muss. Denn all das hat den einen fatalen Effekt: Unserer inneren Uhr wird signalisiert, dass der Tag naht oder schon da ist, worauf der Spiegel unseres wichtigsten Schlafhormons absinkt: Melatonin.

Zum Wachwerden brauchen wir Licht

Aber wenn wir dann morgens aufgestanden sind, kehrt sich plötzlich alles um. Jetzt brauchen wir kein Melatonin mehr, im Gegenteil: Es macht uns tagsüber zur Unzeit müde und manchen sogar depressiv. Deswegen gilt gerade in der dunklen Jahreszeit: den ganzen Tag über so viel wie möglich Licht tanken. Mittags, wenn es irgend geht, eine halbe Stunde raus aus dem Haus oder aus dem Büro. Und wem das nicht reicht, der kann eine echte Lichttherapie mit einer ultrahellen Lampe machen (sollte über 3000 Lux haben). Das ist sowohl zuhause als auch bei der Arbeit möglich. Eine solche Therapie ist nebenwirkungsfrei und kann nachweislich dazu beitragen, den Nachtschlaf zu verbessern. Und ganz nebenbei steigt auch noch die Stimmung.

Schlaftoxische Substanzen meiden

Weiser Umgang mit Koffein ist einer der »Big 3« der Schlafhygiene – das habe ich inzwischen hoffentlich genug betont. Andere aufputschende Substanzen sind sowieso strikt zu meiden, zumal sie nicht nur gefährlich, sondern im Prinzip auch illegal sind (u. a. Kokain, Amphetamine, Crystal Meth, Ecstasy). Die Einschränkung »im Prinzip« bezieht sich auf bestimmte stimulierende Antidepressiva, die im Einzelfall ärztlich verordnet werden können, dann aber unbedingt morgens eingenommen werden sollten.

Nikotin

Auch Nikotin wirkt überwiegend stimulierend auf das Nervensystem. Der für Raucher beruhigende Effekt kommt daher auch nicht direkt, sondern indirekt über die Befriedigung der Sucht zustande. Insofern ergibt sich eine Mischwirkung in Bezug auf den Schlaf. Die gesundheitlichen Argumente dafür, nicht zu rauchen oder mit dem Rauchen aufzuhören, liegen natürlich seit Jahren auf dem Tisch und bedürfen keiner weiteren Erläuterung. Wer es dennoch weiter tut, sollte zugunsten seines Schlafs wenigstens in der 30-minütigen Pufferzone vor dem Schlafengehen komplett auf die Zigarette verzichten.

Medikamente

Auch Medikamente, von denen man es auf den ersten Blick nicht erwarten würde, können den Schlaf beeinträchtigen. Betablocker und Cholesterinsenker gehören beispielsweise dazu. Falls Sie auf die Einnahme von Medikamenten angewiesen sind, besprechen Sie mit Ihrem Arzt, ob diese Schlafstörungen verursachen können und ob nicht möglicherweise eine komplette morgendliche Einnahme oder sogar ein Austausch gegen andere Medikamente vertretbar ist.

Auch Alkohol und sogar Schlafmittel selbst können neben ihrem müde machenden Effekt auch schlaftoxisch wirken. Darüber werden Sie in Schritt 5 mehr erfahren.

Tagsüber ausreichend bewegen

Man sollte tagsüber nichts unterlassen, was dazu beitragen kann, dass man spätabends richtig schön müde ist und sich gegen das Einschlafen gar nicht mehr wehren kann. Ich hatte es schon erwähnt: Man spricht hier auch von Schlafdruck.

Körperliche Bewegung ist einer der großen Müdemacher und Schlafdruck-Erzeuger. Sie werden sich sicherlich auch an einen ausgedehnten Spaziergang erinnern, nach dem Sie abends richtig wohlig müde waren und bald darauf tief eingeschlafen sind. Umgekehrt fällt es fast allen Menschen sehr schwer, abends einzuschlafen, wenn sie den ganzen Tag in der Wohnung oder vielleicht sogar im Bett verbracht haben. Der Schlafdruck ist in solchen Fällen gleich null. Also bitte mindestens 30 Minuten Bewegung pro Tag. Sie haben es registriert: Ich sage Bewegung und nicht Sport, denn gerade in Bezug auf den Schlaf sind sowohl das Joggen als auch der Spaziergang im Park gleichwertig.

Vorm Schlafengehen keinen Sport mehr!

Körperliche Bewegung hat jedoch ganz akut den Effekt, dass wir wacher werden. Das liegt vor allem an der Ausschüttung der Stresshormone Adrenalin und Cortisol. Die Müdigkeit kommt erst später, wenn diese Hormone wieder abgebaut sind. Sportler sollten ihre Aktivitäten daher in die Zeit vor 20 Uhr verlegen. Und die 30-minütige Pufferzone vor dem Schlafengehen ist auch bezüglich schweißtreibender Tätigkeiten absolut tabu. Tatsächlich gibt es hier nur die eine bereits erwähnte Ausnahme: sexuelle Aktivität, denn die hinterlässt uns mit einem ganzen Blumenstrauß an schlaffördernden Hormonen, allen voran dem berühmten »Kuschel-, Sozial-, Vertrauens-, Treue-, Orgasmus- und Liebeshormon« Oxytocin, das aber eben auch eines der wirksamsten Schlafhormone ist.

Abends gut essen – statt viel

Abends weniger oder gar nicht essen zu wollen kann sozial sehr unverträglich sein. Das gemeinsame Abendessen ist in vielen Familien der einzige Moment echter Interaktion und Kommunikation. Und auch bei allen möglichen Abendveranstaltungen steht das gemeinsame Dinner im Mittelpunkt und natürlich fast niemals, ohne von gemeinsamem Alkoholtrinken begleitet zu sein. Das alles ist keine Kritik, sondern zunächst nur die Beschreibung von Lebensfreude. Und entsprechend soll das Folgende auch nicht als eine Aufforderung verstanden werden, sich hier als Spielverderber zu betätigen. Essen Sie also abends gerne. Es gibt nur 3 einfache Regeln zu befolgen, wenn man das Abendessen genießen und anschließend auch noch gut schlafen will.

1. Sich satt essen, ohne sich zu überessen

Gerade bei Einladungen fällt das nicht immer leicht, denn immer noch wird die Anerkennung gegenüber dem Gastgeber durch kräftiges Zulangen ausgedrückt. Und wenn man das Essen darüber hinaus auch noch aktiv lobt, kann man den angebotenen Nachschlag kaum verweigern. Als wäre »sehr, sehr lecker, aber im Moment bitte nicht mehr« so schwer auszusprechen.

2. Das individuell Richtige essen

Als erwachsener Mensch weiß man doch im Grunde, was man abends nicht so gut verträgt. Was einem nachts ein Völlegefühl oder Sodbrennen verursacht und einen dadurch schlecht schlafen lässt. Essen Sie abends also nur, was Ihnen schmeckt und gut verträglich ist. Das ist bei jedem Menschen anders. Der eine bekommt von Salat nächtliche Blähungen, der andere stößt nach Knoblauchsoße ständig auf und einem Dritten liegt der Fisch schwer im Magen. Auch Zitrusfrüchte, so gesund sie sonst sein mögen, können durch ihren Säuregehalt den Magen reizen und das Einschlafen erschweren.

3. Eine Stunde vor dem Schlafengehen nichts mehr essen

Hier ist die Pufferzone also etwas länger als bei den anderen schlafhygienischen Maßnahmen. Gleichzeitig ist das die wichtigste der 3 abendlichen Essensregeln. Denn nach 1 Stunde Nahrungskarenz sind die unter den ersten beiden Regeln besprochenen Sünden sowieso schon fast wieder ausgeglichen. Bezüglich des Trinkens (von nicht alkoholischen Getränken) gilt die übliche Pufferzeit von 30 Minuten. So trocknet man nicht aus, kann aber direkt vor dem Einschlafen noch einmal auf die Toilette gehen, um nachts nicht oder seltener raus zu müssen.

Wie man sich bettet

Wenn es nach den Herstellern und Verkäufern von Matratzen und anderen Bettartikeln geht, sprechen wir hier natürlich über die alles entscheidende Maßnahme für einen guten Schlaf. Tatsächlich wird auch niemand gut schlafen, der nicht bequem liegt. Wenn Sie also an und in Ihrem Bett leiden, wenn die Matratze zu hart oder zu weich, das Kissen Ihnen den Hals verrenkt, wenn irgendetwas in Ihrem Bett also den Liegekomfort einschränkt, dann ist es eine wirklich gute Investition, hieran etwas zu verändern.

Andererseits ist ein bequemes und komfortables Bett eben leider auch keine Garantie dafür, gut zu schlafen. Grundsätzlich kann man viel über schlafhygienische Maßnahmen herausfinden, vor allem darüber, welche für einen persönlich wichtig sind und welche nicht, indem man

Schritt 4: Die wichtigsten Regeln der Schlafhygiene

- [x] Die »Big 3« der Schlafhygiene sind: kein Koffein nach 15 Uhr, keine Elektronik ab 30 Minuten vor dem Schlafengehen, keine Arbeit ab 30 Minuten, besser sogar ab 2 Stunden vor dem Schlafengehen.
- [x] Die Nachtruhe besteht aus der eigentlichen Schlafenszeit und 2 flankierenden, mindestens 30-minütigen Pufferzonen.
- [x] Die Pufferzonen vor dem Schlafengehen und nach dem Aufstehen können mit entspannenden Ritualen ausgefüllt werden, die ganz auf die persönlichen Vorlieben zugeschnitten sein sollten. Ein gutes Frühstück sollte aber auf jeden Fall Bestandteil der morgendlichen Pufferzone sein.
- [x] Bei allen anderen schlafhygienischen Massahmen (Lärmschutz, Temperatur etc.) sollte man sich genau überlegen, ob sie für einen selbst relevant sind oder nicht. Denn sie allesamt umzusetzen ist nicht möglich und erzeugt nur neuen Stress.

sich einmal fragt: Wie schlafe ich denn anderswo? In einem Hotel, in einem Ferienhaus, in einem Zelt, bei Freunden? Schläft man überall gleich schlecht oder gleich gut, dann wird das Ganze wenig mit einem spezifischen Bett-Typ zu tun haben. Ist die Schlafqualität »in fremden Betten« jedoch spürbar anders als zuhause, dann sollte man einmal die Liste der genannten schlafhygienischen Maßnahmen durchgehen und herausfiltern, was den Unterschied macht.

Auf jeden Fall sollte der Kauf eines neuen Bettes nicht automatisch die allererste Maßnahme sein, wenn man besser schlafen möchte. Zu viele haben schon zu große Erwartungen an das neue Bett geknüpft, haben wegen des Placebo-Effekts vielleicht tatsächlich 3, 4 Nächte besser geschlafen, bevor die alten Probleme mit aller Macht wieder zurückkehrten. Ein neues Bett, neue Kissen oder eine neue Decke also nur, wenn man in der aktuellen Situation definitiv unbequem liegt und schläft.

Schritt 5: Schlafmittel weise verwenden

Schauen wir uns einmal an, welche Schlafmittel es überhaupt gibt. Dabei werden wir gemeinsam feststellen, dass nicht alle Schlafmittel gleich wirksam und auch nicht gleich schädlich sind.

Es gibt schlaffördernde Substanzen, deren Einnahme in bestimmten Situationen zumindest vorübergehend sinnvoll sein kann. Dabei muss uns natürlich stets bewusst bleiben, dass es den perfekten Schlaf »auf Knopfdruck« niemals geben wird. Unser Schlaf basiert auf zu komplexen neurobiologischen Abläufen, als dass er durch die Einnahme einer einzigen Substanz herbeigeführt und aufrechterhalten werden könnte. Und dann auch noch ohne Nebenwirkungen, also ohne Beeinträchtigung anderer Hirnfunktionen wie z. B. Stimmung oder Gedächtnis. Wenn es eine solche Substanz gäbe, hätten Sie davon gehört – und ich hätte wenig Veranlassung gehabt, dieses Buch zu schreiben. Schlafunterstützend wirken können bestimmte Substanzen aber schon. Deswegen möchte ich Ihnen auch einen eigenen Schritt in »Das Schlafwunder« widmen.

Tatsächlich ist es so, dass alle Substanzen, die auf unser Gehirn einwirken, immer auch einen Einfluss auf unseren Schlaf-wach-Rhythmus haben. Mit anderen Worten: Substanzen, die in unser Gehirn gelangen, machen uns entweder etwas wacher oder etwas schläfriger. Koffein (Seite 55) ist das prominenteste Beispiel für die erste Gruppe. Die müde machenden Substanzen wollen wir in diesem Abschnitt etwas näher betrachten. Solche schlaffördernden Substanzen können enthalten sein in:

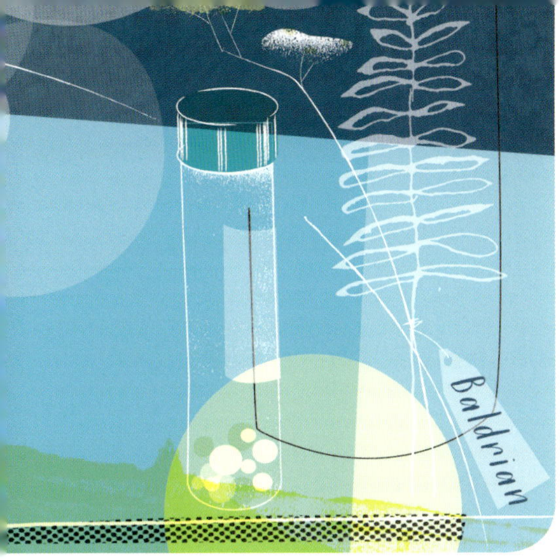

- normalen Nahrungsmitteln
- Nahrungsergänzungsmitteln
- pflanzlichen Pharmaka
- chemisch definierten Pharmaka

Und in dieser Reihenfolge wollen wir sie auch besprechen.

Schlaffördernde Stoffe in Lebensmitteln

Die Liste an schlaffördernden Nahrungsmitteln ist so lang, dass ich mich fühle wie bei einer Danksagung für einen Filmpreis: von der Angst beherrscht, irgendjemanden oder irgendetwas zu vergessen und das dann ein Leben lang vorgehalten zu bekommen. Aber Sie werden sicher nachsichtig mit mir sein und das Buch nicht sofort gegen die Wand werfen (siehe hierzu auch unseren Ratgeber »Die 50 besten Ärger-Killer«, erschienen 2013 bei TRIAS), nur weil Ihr persönlicher Favorit nicht dabei ist.
Um die Gefahr noch weiter zu verringern, werde ich auch nicht mit den Lebensmitteln selbst beginnen, sondern Ihnen erst einmal eine kurze (!) Liste mit den wichtigsten in Lebensmitteln enthaltenen Substanzen präsentieren, die einen gesunden Schlaf erwiesenermaßen fördern. Und dann können wir immer noch schauen, in welchen Lebensmitteln diese Substanzen enthalten sind, idealerweise sogar gleich mehrere von ihnen. Und hier sind sie, unsere Super-Schlafförderer.

Tryptophan: Diese Aminosäure ist die absolute Nr. 1 unter den natürlichen schlaffördernden Substanzen. Zum einen wirkt Tryptophan schlicht und einfach. Zum anderen ist es in ausreichender Konzentration in diversen Lebensmitteln enthalten. Seine Wirkung entfaltet Tryptophan allerdings nicht direkt, es muss erst im Körper umgewandelt werden, und zwar zu → Serotonin.

Serotonin: Statt den Umweg über das Tryptophan zu gehen, können wir uns auch direkt Serotonin zuführen. Lebensmittel enthalten dieses Schlafhormon – genauer: diesen Schlafneurotransmitter (Seite 22) – zwar nur in Spuren, aber auch die können wirken. Serotonin wirkt sowohl direkt schlaffördernd als auch über sein Stoffwechselprodukt → Melatonin

Melatonin: das Master-Schlafhormon selbst. Kommt nur in wenigen Lebensmitteln vor, und dann auch nur in geringen Mengen. Deswegen lieber Lebensmittel mit hohem Tryptophan-Gehalt verzehren, der Körper macht sich dann schon daraus so viel Serotonin und Melatonin, wie er braucht.

Magnesium: Das Mineral mit der stärksten nervenberuhigenden und muskelentspannenden Wirkung.

Kalium: Auch das Mineral Kalium beruhigt die Nerven und entspannt die Muskeln.

B-Vitamine, vor allem Vitamin B_6: Sie werden zu Recht auch als »Nerven-Vitamine« bezeichnet. Ohne sie wird unser Nervensystem unruhig, mit ihnen wird es »geglättet« wie ein See am Abend – und der Schlaf kann kommen.

Omega-3-Fettsäuren: Werden direkt in Nervenzellmembranen eingebaut und führen zu einer »elektrischen Beruhigung«. Das Resultat: nachweislich besserer Schlaf.

Kohlenhydrate (!): Vielleicht überraschend, denn »man soll ja abends nicht so viel essen, und schon gar keine Kohlenhydrate«. Das stimmt auch nach wie vor, geringe Mengen machen jedoch einerseits nicht dick und hemmen andererseits die Ausschüttung des Anti-Schlafhormons Orexin (Seite 23). Wir erinnern uns: Orexin macht uns hungrig und wach, Orexin-Blockade macht uns satt und müde.

So viel zur hoffentlich nicht allzu grauen Theorie der schlaffördernden Substanzen in Lebensmitteln. Wobei ich mir um ermüdenden Inhalt ja bei meinem Thema ohnehin nicht allzu viele Sorgen machen muss: Wenn es interessant ist, lernen Sie etwas fürs Leben. Und wenn Sie vor Langeweile einschlafen, dann hat es auch seinen Zweck erfüllt.

Die Top 7 der Schlafwunder-Lebensmittel

Jetzt schauen wir uns aber einmal an, in welchen Lebensmitteln diese Schlafwunder-Substanzen denn enthalten sind.

Auch hier möchte ich Ihnen nur eine sehr kurze Rangliste ausgewählter TOP-Foods präsentieren, damit Sie sich nicht durch das gesamte Arsenal möglicher Schlafförderer futtern müssen, um dann zum Schluss wegen Völlegefühls doch wieder nicht schlafen zu können. Übrigens: Die folgenden Nahrungsmittel dürfen Sie in geringen Mengen in der 30-minütigen Pufferzone vor dem Schlafengehen konsumieren, sie sind also von der Regel unter Schritt 4 ausgenommen!

Top 1: heiße Milch mit Honig

Spitzenreiter ist und bleibt die heiße Milch mit Honig. Milch enthält große Mengen an Tryptophan, das ja auch die wichtigste in Lebensmitteln vorkommende Einzelsubstanz für einen guten Schlaf ist. Der Honig liefert Kohlenhydrate und unterdrückt damit die Ausschüttung des Anti-Schlafhormons Orexin. Das führt zu einer messbaren, in Studien belegten Verbesserung der Schlafqualität. Auch die Wärme des Getränks erzeugt ein wohliges Gefühl und lässt uns dadurch besser einschlafen. Außerdem erinnern sich viele dabei auch an ihre Kindheit, als die heiße Honigmilch (bitte ohne Haut!) Bestandteil des abendlichen Einschlafrituals war, gefolgt von Zähneputzen (leider) und einer Gutenachtgeschichte, die einen dann sanft in die nächtliche Zauberwelt des Schlafs hinübergleiten ließ. Auch in der ewigen Diskussion über die grundsätzlichen Vor- und Nachteile von Milch bleiben wir bei 1 Glas abendlich unterhalb aller kritischen Grenzen. Wer Honig nicht so gerne mag, kann den gleichen Effekt auch mit einem heißen Kakao erzielen. Eine großartige Alternative zu Kuhmilch ist übrigens die noch Tryptophan-haltigere Mandelmilch, besonders geeignet bei Laktose-Intoleranz, eben weil sie keine Laktose enthält.

Top 2: Avocado

Auch großartig als Tryptophan-Spender. Enthält außerdem Magnesium und B-Vitamine, vor allem auch das für den Schlaf so wertvolle Vitamin B_6. Die Avocado landet nur deshalb auf dem zweiten Platz, weil ihr Genuss sich nicht ganz so gut ritualisieren lässt wie der von heißer Honigmilch. Nostalgische Kindheitserinnerungen gibt es in Bezug auf Avocado eher weniger. Avocado mit Mozzarella oder mit etwas Lachs (enthält schlaffördernde Omega-3-Fettsäuren) wäre aber ein ideales Abendessen für alle, die gut schlafen und abends insgesamt weni-

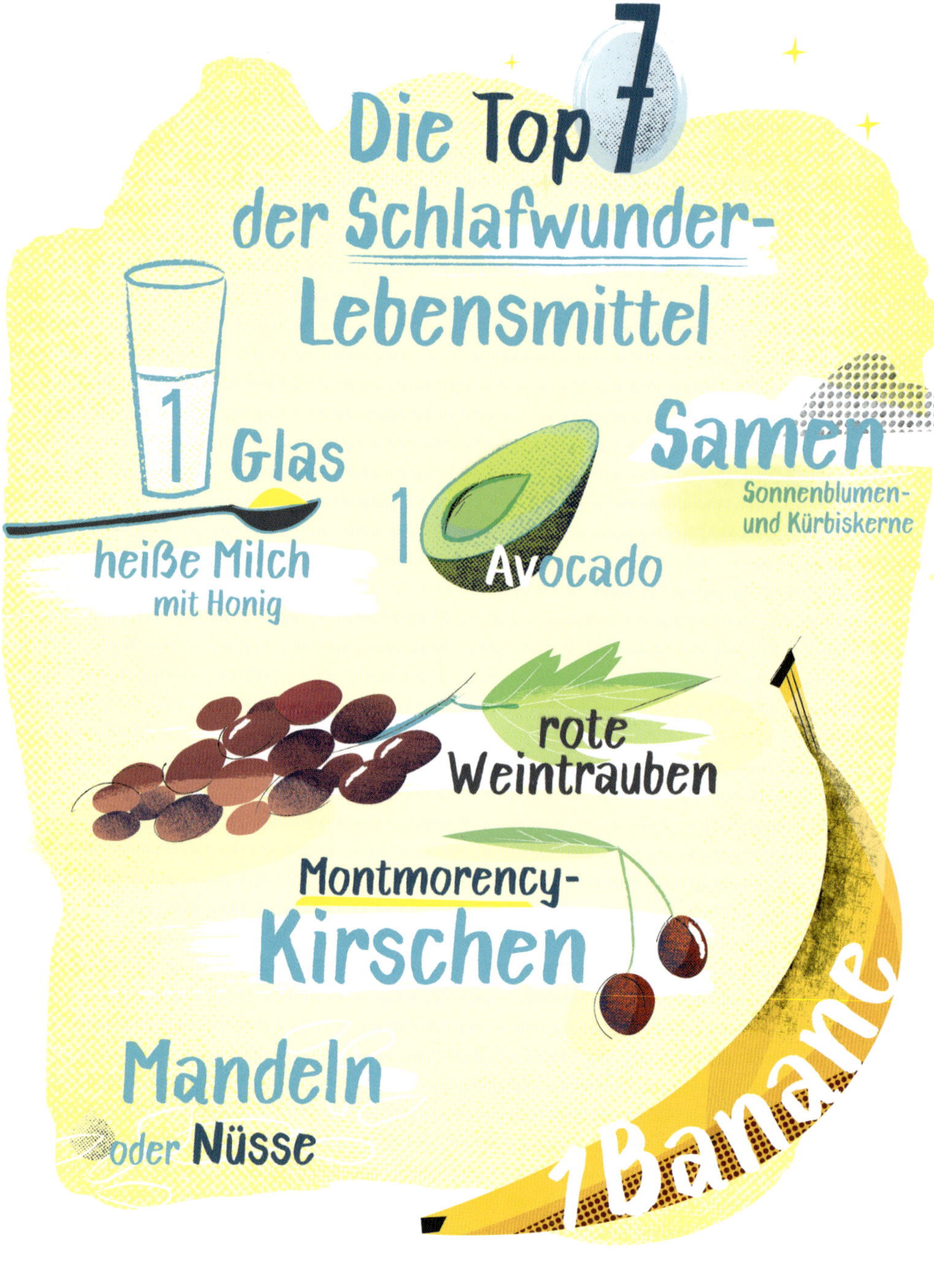
Die Top 7
der Schlafwunder-
Lebensmittel
1 Glas
heiße Milch
mit Honig
1 Avocado
Samen
Sonnenblumen-
und Kürbiskerne
rote
Weintrauben
Montmorency-
Kirschen
Mandeln
oder Nüsse
1 Banane

ger essen wollen, z. B. um abzunehmen. Avocado erzeugt nämlich ein recht gutes Sättigungsgefühl und ist abgesehen davon auch eines der besten Anti-Aging-Foods überhaupt, dank Hunderter als Radikalfänger wirkender sekundärer Pflanzenstoffe.

Top 3: Bananen

Besser gesagt: eine Banane. Denn die hat schon so viel Magnesium, Kalium und B-Vitamine, dass ein messbarer schlaffördernder Effekt resultiert. Bananen enthalten zudem größere Mengen an Serotonin, das sich direkt positiv auf den Schlaf auswirkt. Und natürlich auch auf die Stimmung insgesamt. Das ist im Übrigen auch das Wirkprinzip der gängigen Antidepressiva (Seite 82).

Top 4: Mandeln und Nüsse

Vor allem Walnüsse und Cashewnüsse. Randvoll mit Tryptophan und pflanzlichen Omega-3-Fettsäuren. Und auch reich an Vitamin B_6. Mandeln und Nüsse haben die Bronzemedaille wegen ihres recht hohen Kaloriengehalts knapp verpasst und auch deswegen, weil es hier doch recht häufig Allergien und Unverträglichkeiten gibt.

Top 5: Weintrauben

Hier kommen wieder die Süße und damit die Kohlenhydrate ins Spiel, die das böse Orexin unterdrücken. Aber in größeren Mengen eben auch den Insulin-Spiegel steigern (Gewichtszunahme!), also bitte maximal 1 Handvoll essen. Vor allem rote Weintrauben enthalten allerdings auch das Ur-Schlafhormon Melatonin, wodurch sie es in diese exquisite Auswahl an schlaffördernden TOP-Foods geschafft haben. Dass sie zudem eine der bekanntesten Anti-Aging-Substanzen überhaupt enthalten, nämlich Resveratrol, festigt diese Position weiter.

Top 6: Pflanzensamen

Am besten untersucht sind Kürbiskerne, Sonnenblumenkerne und (für die etwas exotischer Orientierten) Quinoasamen. Alles auch großartige Tryptophan-Lieferanten. Muss man eben nur mögen.

Top 7: Montmorency-Kirschen

Noch nie gehört? Deswegen sind sie auch »nur« auf dem siebten Platz. Denn diese aus Amerika stammende Kirschenart ist immer noch ein Exot und daher nicht immer und überall erhältlich. Sonst wäre sie dank ihres Melatonin-Gehalts (der höchste in allen bekannten Lebensmitteln) ganz oben auf der Liste gelandet. Zumal die schlaffördernde Wirkung eindeutig in Studien belegt werden konnte.

Warum ein Schlummertrunk keine gute Idee ist

Und? Haben Sie da nicht auch etwas in dieser Liste vermisst? Weintrauben sind ja gut und schön, mögen Sie gedacht haben, aber ich bevorzuge die vergorene Form des Traubensaftes, um abends besser einschlafen zu können. Oder auch die des Gerstensaftes. Wie also steht es um die schlaffördernde Wirkung von Wein, Bier und anderen Alkoholika? Leider nicht so gut, wie man und wie auch ich es gerne hätte. Dabei wollen wir an dieser Stelle gar nicht über die gesundheitlichen Folgen eines erhöhten Alkoholkonsums reden, die unzweifelhaft sind. Aber auch wenn wir uns ausschließlich auf den Aspekt des Schlafs beschränken, schneidet Alkohol nicht so gut ab. Zwar macht er uns durchaus müde und kann in größeren Mengen sogar wie ein echtes Schlafmittel wirken. Da wir aber eine Leber haben und diese den Alkohol in wenigen Stunden abbaut, geraten wir nach abendlichem Alkoholkonsum mitten in der Nacht in eine Mini-Entzugssituation: Das Gehirn »vermisst« den Alkohol und ist dadurch wacher als üblicherweise um diese Zeit. Natürlich könnten wir jetzt »nachtrinken«, aber auch das ist keine so großartige Idee. Denn Alkohol stört auch das natürliche Schlafmuster, also das optimale Verhältnis von Tief- und REM-Schlafphasen, sodass der Erholungswert der Nachtruhe deutlich absinkt. Jeder, der schon einmal einen Kater hatte, weiß, wovon ich spreche. Kurzum: Wer keine Schlafprobleme hat, kann sich abends gerne ein Gläschen gönnen. Schlafprobleme mit Alkohol zu behandeln funktioniert hingegen fast nie.

Nahrungsergänzungsmittel

Die Vorteile von Nahrungsmitteln, die schlaffördernde Substanzen enthalten, liegen also auf der Hand: guter Geschmack, Ritualisierbarkeit und Natürlichkeit. Aber wo Licht ist, da ist auch Schatten und insofern gibt es auch Nachteile: Erstens weiß man nämlich nie genau, wie viel von einen bestimmten Wirkstoff in dem Nahrungsmittel enthalten ist, und zweitens können auf diese Weise ohnehin nicht so hohe Dosierungen erreicht werden wie bei einem Konsum der Substanzen in Reinform. Wer also höhere Dosierungen von, sagen wir zum Beispiel Tryptophan, benötigt, um besser schlafen zu können, für den gibt es Nahrungsergänzungsmittel. Alle oben aufgelisteten Substanzen gibt es als Einzelpräparate oder auch in diversen Kombinationen (z. B. Tryptophan, Magnesium und B-Vitamine). Der schlaffördernde Effekt lässt sich noch verstärken, wenn man zusätzlich zu solchen Nahrungsergänzungsmitteln noch pflanzliche Medikamente mit schlafförderndem Effekt einnimmt. Diese wirken noch etwas stärker als Nahrungsergänzungsmittel und sind in Studien noch besser untersucht. Ein solcher schlaffördernder Effekt wurde für die folgenden Phytopharmaka (pflanzliche Medikamente) nachgewiesen: Baldrian (am besten untersucht, Mindestdosis 600 mg), Hopfen, Melisse, Passionsblume, Lavendel. Auch hier gibt es wieder diverse Kombinationen, Baldrian sollte aber möglichst immer dabei sein. Riesenvorteil all dieser Präparate: keine wesentlichen Nebenwirkungen, von allergischen Reaktionen bei empfindlichen Personen einmal abgesehen. Nicht so gut: Sie wirken nur bei Menschen, die nicht bereits an stärkere, chemisch definierte Schlafmittel gewöhnt sind.

Rezeptfreie, chemische Schlafmittel

Womit wir bei der nächsten »Eskalationsstufe« wären, den chemisch definierten rezeptfreien Schlafmitteln. Sie sind rezeptfrei, weil sie nicht abhängig machen. Das bedeutet aber nicht, dass sie keine Nebenwirkungen haben. Die wichtigsten Vertreter dieser Gruppe sind müde machende Antihistaminika. Die Nebenwirkung der ersten Antihistaminika wird hier als Hauptwirkung genutzt. Hauptproblem der Antihistaminika ist ein »Groggy-Gefühl« nach dem Aufwachen. Außerdem wirken sie nicht bei schwereren Schlafstörungen und bei Menschen, die an rezeptpflichtige Schlafmittel gewöhnt sind.

Rezeptpflichtige Schlafmittel

Womit wir bei den umstrittensten Medikamenten angelangt sind, die jemals entwickelt wurden: den chemisch definierten rezeptpflichtigen Schlafmitteln.

Benzodiazepine: Benzodiazepine (z. B. Valium) wirken vor allem angstlösend und schlafanstoßend, indem sie an spezielle Rezeptoren im Angst- und im Schlafzentrum unseres Gehirns binden. Klingt natürlich vielversprechend. Doch so großartig Benzodiazepine zu Beginn wirken, so sicher gerät man bei längerer Anwendung in einen Strudel aus Abhängigkeit, Wirkungsverlust, Dosissteigerung und Nebenwirkungen (vor allem Tagesmüdigkeit und Gedächtnisstörungen). Diese Medikamente sollten Sie also NICHT nehmen! Was aber, wenn Sie diese bereits einnehmen? Dann bitte auf keinen Fall abrupt absetzen! Das könnte zu schweren Entzugserscheinungen führen. Sprechen Sie unbedingt mit Ihrem Arzt darüber, wie Sie die Dosis langsam, aber sicher reduzieren können.

Z-Substanzen: Z-Substanzen (wie Zopiclon, Zolpidem, Zaleplon) haben einige Vorteile gegenüber Benzodiazepinen: Sie stören die Schlafarchitektur weniger ausgeprägt als Benzodiazepine. Sie machen auch abhängig, allerdings bedarf es meist keiner Dosissteigerung, um den schlafinduzierenden Effekt aufrechtzuerhalten. Beim Entzug tritt vor allem Schlaflosigkeit auf und kein echtes Entzugssyndrom wie bei Benzodiazepinen. – Insofern ein leichter Punktsieg dieser Substanzgruppe, wenn sich ein kompletter Verzicht auf rezeptpflichtige Schlafmittel (noch) nicht ganz realisieren lässt. Wenn Sie diese Mittel jedoch bisher noch nie eingenommen haben, gilt das Gleiche wie für Benzodiazepine: Bitte nicht damit anfangen!

Antidepressiva: Es gibt allerdings eine Substanzgruppe, die ausnahmsweise einmal (ein wenig) besser ist als ihr Ruf, nämlich die Antidepressiva. Einige Antidepressiva, die auf das Serotonin-System wirken (Serotonin ist ja eines unserer wichtigsten Schlafhormone), machen als Nebenwirkung müde, was man natürlich auch als Hauptwirkung nutzen kann. Die Schlafarchitektur wird kaum gestört und es entsteht keine Abhängigkeit. Mögliche Nebenwirkungen sind: Gewichtszunahme, Benommenheit, Mundtrockenheit und Libidoverlust. Geeignet wäre z. B. die Substanz Agomelatin, die nicht nur den Serotonin-Spiegel steigert, sondern auch noch eine Melatonin-artige Wirkung hat, also unser wichtigstes Schlafhormon direkt imitiert.

Melatonin-Präparate: Das natürliche Schlafhormon, Melatonin, ist seit einigen Jahren auch in deutschen Apotheken erhältlich; selbstverständlich auf Rezept, und zwar in einer retardierten Form, d. h., die Substanz wird die ganze Nacht über ins Blut abgegeben. So eignet sich dieses Melatonin-Präparat zur Behandlung sowohl von Einschlafstörungen als auch von Durchschlafstörungen. Melatonin hat den großen Vorteil, dass schwerwiegende Nebenwirkungen nicht bekannt sind.

Schritt 5: Schlafmittel weise einsetzen

- [x] Die wichtigsten in natürlichen Lebensmitteln vorkommenden schlaffördernden Substanzen sind: Tryptophan, Serotonin, Melatonin, Magnesium, Kalium, B-Vitamine (vor allem B6) und Omega-3-Fettsäuren.
- [x] Lebensmittel, die diese Substanzen enthalten, sind u. a.: Honigmilch, Kakao, Avocado, Bananen, Mandeln und Nüsse, Weintrauben, Pflanzensamen und Montmorency-Kirschen. Machen Sie den Genuss eines dieser Lebensmittel zu Ihrem abendlichen Ritual!
- [x] Die genannten Inhaltsstoffe können auch als Nahrungsergänzungsmittel eingenommen werden.
- [x] Pflanzliche Schlafmittel sind gut verträglich und sollten immer Baldrian (mind. 600 mg) enthalten. Hopfen, Melisse, Passionsblume oder Lavendel können gerne damit kombiniert werden.
- [x] Rezeptfreie Schlafmittel wie Antihistaminika sollten nur vorübergehend eingesetzt werden (Nebenwirkung: Benommenheit).
- [x] Chemisch definierte rezeptpflichtige Schlafmittel sollten, wenn überhaupt, nur bei sehr ausgeprägten Schlafstörungen, nur sehr kurzfristig und natürlich nur auf ärztlichen Rat eingenommen werden. Melatonin und müde machende Antidepressiva sind hier den Z-Substanzen und erst recht den Benzodiazepinen vorzuziehen.

Schritt 6: Schlafrestriktion – weniger ist mehr

Über 80 % der Menschen schlafen bereits deutlich besser, wenn sie die ersten 5 Schritte dauerhaft in ihr Leben integriert haben. Trifft das bei Ihnen nicht zu, könnte Ihnen Schritt 6 helfen.

Hier lernen Sie eine ganz andersartige, sehr wirksame Methode für den Umgang mit Schlafstörungen kennen. Dazu möchte ich mit 2 Fragen beginnen, die Ihnen möglicherweise absurd vorkommen mögen:

- Könnte es eventuell sein, dass Sie zu viel schlafen?
- Und wäre es für Sie vorstellbar, Ihre Schlafstörungen zu beheben, indem sie ab sofort weniger schlafen?

Das klingt tatsächlich paradox: weniger zu schlafen, um besser schlafen zu können. Aber genau darum geht es in diesem sechsten Schritt von »Das Schlafwunder«. Die Schlafdauer bewusst zu reduzieren wird im medizinischen Sprachgebrauch als Schlafrestriktion bezeichnet.

Um zu verstehen, wie das funktionieren soll, müssen wir uns jetzt ein wenig genauer mit der Idee des Schlafdrucks beschäftigen. Mit Schlafdruck ist gemeint, wie stark Gehirn und Körper nach Schlaf verlangen. Wie sehr wir also in einem bestimmten Moment schlafen müssen. Schlafdruck ist somit nicht das Gleiche wie Müdigkeit, denn wir können ja durchaus sehr müde sein und trotzdem nicht gut ein- und durchschlafen. Ein hoher Schlafdruck bedeutet hingegen, dass wir auf jeden Fall schlafen.

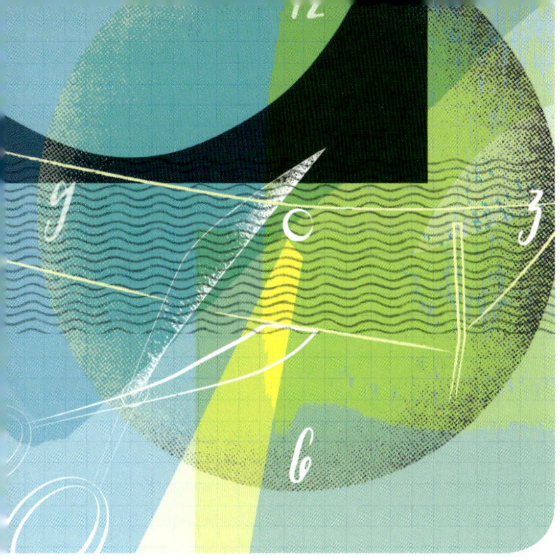

Der Schlafdruck ist der Schlüssel

Wie stark unser Schlafdruck ist, wenn wir uns abends ins Bett legen und das Licht ausschalten, lässt sich daran erkennen, wie schnell wir einschlafen. Sind wir schon nach wenigen Minuten »weg«, bestand offensichtlich ein sehr hoher Schlafdruck. Bei normal hohem Schlafdruck schlafen wir nach 10–15 Minuten ein. Bei (zu) niedrigem Schlafdruck dauert das wesentlich länger, manchmal bis zu mehrere Stunden.

Wichtig ist natürlich auch, wie lange ein ausreichender Schlafdruck besteht. Normalerweise sollte er die ganze Nacht über auf einem hohen Niveau bleiben, damit wir durchschlafen oder auf jeden Fall schnell wieder einschlafen, wenn wir doch einmal aufgewacht sind.

Um Schlafprobleme und Schlafstörungen zu beheben, lautet das Ziel folglich: Erzeugen Sie einen ausreichend hohen Schlafdruck für den Zeitraum, der Ihrem persönlichen Schlafbedürfnis entspricht, sagen wir also z. B. für 7 Stunden. Aber wie soll das gehen? Schlafdruck lässt sich ja kaum vorsätzlich erzeugen nach dem Motto: Ich erhöhe jetzt meinen Schlafdruck für die nächsten 7 Stunden. Schlafen zu können beinhaltet ja nun einmal, es »zu wollen, ohne zu wollen«, wie wir schon mehrfach festgestellt haben.

Wie sich ein solcher ausreichend hoher Schlafdruck anfühlt, kennen Sie aber sicher aus eigener Erfahrung. Denken Sie einmal an eine Nacht zurück, in der Sie todmüde ins Bett gefallen, sofort eingeschlafen und bis zum nächsten Morgen nicht mehr aufgewacht sind. Das war dann eine Nacht mit ausreichend hohem Schlafdruck.

Und genau da wollen Sie ja (wieder) hin. Dazu müssen wir alle Faktoren reduzieren, die den Schlafdruck erniedrigen. Und gleichzeitig alle Faktoren stärken, die den Schlafdruck erhöhen.

Ein Schlafdefizit erhöht den Schlafdruck

Es gibt einen Faktor, den wir bisher nicht erwähnt haben und der den Schlafdruck stärker beeinflussen kann als alle bisher genannten Faktoren. Erinnern wir uns noch einmal an die Rekordversuche im Wachbleiben. Randy Gardner (Seite 10) hatte nach 11 Tagen Wachbleiben den maximal möglichen Schlafdruck aufgebaut. Es blieb ihm nach dieser Zeit nichts anderes übrig, als einzuschlafen und bis spät in den nächsten Tag durchzuschlafen. Das lässt sich auch auf weniger extreme Verhältnisse übertragen. Schon wenn wir eine Nacht nicht so gut geschlafen haben, ist die Chance deutlich höher, dass wir in der nächsten Nacht besser schlafen. Sprich: Durch das aus der vorherigen Nacht stammende Schlafdefizit ist der Schlafdruck in der nächsten Nacht höher. Schlafdefizit erzeugt also Schlafdruck. Und vereinfacht gesagt gilt die Formel: je ausgeprägter das Schlafdefizit, desto höher der Schlafdruck.

Die Methode der Schlafrestriktion nutzt genau das aus: Indem man die optimale Schlafdauer bewusst unterschreitet, den Schlaf also aktiv kürzt, wird künstlich ein Schlafdefizit aufgebaut. Und dieses Schlafdefizit führt dazu, dass der Schlafdruck am nächsten Abend hoch genug ist, um besser ein- und durchzuschlafen. Wieder verbrauchen wir aber nicht den gesamten Schlafdruck, sondern schlafen erneut kürzer, als wir könnten. So nehmen wir auch in die nächste Nacht wieder ein Schlafdefizit mit, das unseren Schlafdruck erhöht. Und so weiter und so fort. Mit der Zeit schlafen wir besser ein und durch, stabilisieren unseren Tag-Nacht-Rhythmus und können irgendwann sogar wieder etwas nachgeben, also die Schlafdauer verlängern.

Weniger schlafen, um besser zu schlafen

Das Grundprinzip der Schlafrestriktion ist, weniger zu schlafen, um besser zu schlafen. Wie aber können Sie das ganz konkret und praktisch umsetzen? Ein erfolgreiches Schlafrestriktions-Programm beinhaltet die folgenden Komponenten:

- Die nächtliche Liegedauer soll unter dem persönlichen Schlafbedürfnis liegen.
- Die nächtliche Liegedauer sollte immer im gleichen Zeitintervall liegen, also z. B. nicht am Wochenende nach hinten verschoben werden.

- Außerhalb der festgelegten nächtlichen Liegezeit darf nicht geschlafen werden.
- Während des Programms muss unbedingt ein Schlaftagebuch geführt werden, vor allem um die Schlafeffizienz zu ermitteln.

Beim Durchlesen dieser 4 Punkte werden Sie vermutlich bereits erahnt haben, dass ein solches Programm ein gewisses Maß an Selbstdisziplin erfordern dürfte. Wenn Ihnen die Schritte 1 bis 5 von »Das Schlafwunder« schon zu einem durch und durch zufriedenstellenden Schlaf verholfen haben, müssen Sie sich diesen sechsten Schritt daher auch nicht unbedingt zumuten. Wenn Sie Ihre Schlafqualität jedoch immer noch nicht als ausreichend empfinden, sollten Sie auf diese wirksame Methode nicht verzichten, selbst wenn diese ein paar »Zombie-Tage« beinhalten könnte. Der Lohn wird ein eindeutig verbesserter Schlaf sein. Versprochen.

Nun aber wirklich ganz konkret:

Zuerst legen Sie bitte Ihre nächtliche Liegedauer (genauer gesagt: die »Licht-aus-Phase«) auf 6 Stunden fest. Für die meisten Menschen liegt diese Zeit unter ihrem persönlichen Schlafbedürfnis. Wir sprechen bei einer Liegedauer von 6 Stunden übrigens von einer recht milden Form der Schlafrestriktion, die auch als Schlafkompression bezeichnet wird. Es gibt durchaus auch ärztlich geleitete Schlafrestriktions-Programme, bei denen man die Liegezeit auf unter 5 Stunden absenkt – so etwas aber bitte nicht im Selbstversuch!

Wo Sie diese 6 Stunden Liegedauer zeitlich platzieren, hängt natürlich von Ihrem Schlaftyp ab (Eule, Lerche oder Mischtyp), vor allem aber natürlich davon, wann Sie morgens aufstehen müssen, um rechtzeitig zur Arbeit zu erscheinen. Legen Sie Ihre nächtliche Liegezeit für das Schlafrestriktions-Programm also bitte jetzt fest:

Meine nächtliche Liegezeit beträgt ab sofort 6 Stunden.
Sie beginnt um .... Uhr und endet um .... Uhr

Führen Sie während des gesamten Programms durchgehend Ihr Schlaftagebuch. Anders als bisher tragen Sie die Liegezeit aber immer schon wochenweise im Voraus ein. Jeden Morgen fügen Sie dann nur noch die geschätzte Schlafdauer hinzu und berechnen daraus die Schlafeffizienz.

Disziplin ist gefragt

Und nun kommt das alles Entscheidende: Außerhalb dieser festgelegten Liegezeit darf nicht geschlafen werden. Weder morgens nach dem Weckerklingeln (ein Wecker ist für dieses Programm unverzichtbar). Noch morgens nach dem Weckerklingeln am Wochenende (ja, da gilt das auch). Noch zwischendurch im Büro. Noch mittags. Noch abends vor dem Fernseher. Noch spätabends, bevor die festgelegte Liegezeit beginnt. Nur wenn Sie das konsequent so durchziehen, bauen Sie den nötigen nächtlichen Schlafdruck auf, um schon recht bald besser zu schlafen. Erste Effekte sind nach 1 Woche zu erwarten, nach 3 Wochen schlafen über 90 % der Menschen bereits eindeutig besser. Bis dahin kann es schon gelegentlich recht hart werden. Insofern legen Sie den Beginn Ihres Schlafrestriktions-Programms lieber in eine etwas weniger stressvolle Phase, wenn Sie sich also ein paar Tage erlauben können, an denen Sie Ihren Zustand als »gerädert« bezeichnen würden.

»Muss ich das wirklich so hart und kompromisslos durchziehen?«, mögen Sie sich fragen. In den ersten 2 Wochen würde ich das in der Tat empfehlen. Wenn Ihnen das allzu schwerfallen sollte, können Sie ab der dritten Woche 2 kleine Änderungen einführen: Erstens können Sie mittags ganz kurz schlafen (maximal 10 Minuten, auch hier einen Wecker stellen), allerdings unbedingt vor 15 Uhr. Zweitens können Sie das Zeitintervall am Wochenende maximal eine halbe Stunde nach hinten verschieben und auch um maximal eine halbe Stunde verlängern. Statt also beispielsweise von 0 Uhr bis 6 Uhr zu schlafen, können Sie sich gestatten, von 0:30 Uhr bis 7 Uhr zu schlafen. Eine größere Abweichung sollten Sie aber unbedingt vermeiden, wenn das Programm zum Erfolg führen soll. Die große Kunst besteht bei der Schlafrestriktion natürlich darin, dem Bedürfnis zu widerstehen, auch außerhalb der festgelegten Liegezeit zu schlafen. Die wichtigsten Gegenmittel hierfür sind:

- Licht
- frische Luft
- Bewegung

Am besten in dieser Kombination.

Nun werden Sie sicher noch einwenden, dass Sie das doch nicht das ganze Leben so fortsetzen können. Dann würden Sie doch ein gigantisches Schlafdefizit ansammeln, was ja auch wohl nicht gut sein kann. Recht haben Sie. Deshalb können Sie Ihre Liegezeit auch immer dann um eine halbe Stunde verlängern, wenn Ihre Schlafeffizienz in einer Woche durchschnittlich über 85 % lag (Berechnung: tägliche Schlafeffizienzen einer Woche addieren und durch 7 teilen). Ob Sie lieber früher schlafen gehen oder morgens eine halbe Stunde dranhängen möchten, bleibt Ihnen selbst überlassen. Wenn Sie in einer Woche wieder deutlich unter 85 % abfallen, sollte die Liegezeit in der Folgewoche wieder um 30 Minuten gekürzt werden, um neuen Schlafdruck aufzubauen. Die 6 Stunden bitte aber auch dann ohne ärztliche Begleitung nicht unterschreiten.

Irgendwann (rechnen Sie mit ca. 3 Monaten) werden Sie aber zu dem Punkt kommen, an dem Ihre Liegezeit wieder Ihrem persönlichen Schlafbedürfnis entspricht. Und dann werden Sie zutiefst davon überzeugt sein, dass sich Ihr Aufwand und die eingesetzte Disziplin mehr als gelohnt haben. Und dann wird auch die Zeit kommen, in der Sie die Regeln wieder ein wenig lockern können, zum Beispiel am Wochenende. Sollte Ihr Schlaf sich dadurch nicht verschlechtern: fein. Sollte das aber doch passieren, wissen Sie ja jetzt, was zu tun ist.

Schritt 6: So funktioniert die Schlafrestriktion

- [x] Schlafrestriktion erhöht den nächtlichen Schlafdruck, also den körperlichen Drang zu schlafen.
- [x] Zu Beginn eines Schlafrestriktions-Programms sollte die nächtliche Liegezeit (»Licht-aus-Zeit«) auf 6 Stunden reduziert werden.
- [x] Die Liegezeit sollte durchgehend, d. h. auch am Wochenende, im gleichen Zeitintervall liegen, also zum Beispiel von 0–6 Uhr.
- [x] Die ganze Zeit über sollte ein Schlaftagebuch geführt werden. Bei einer Schlafeffizienz von über 85 % kann die Liegezeit in der Folgewoche um eine halbe Stunde verlängert werden.

Schritt 7: Balance zwischen Stress und Schlaf

Wissen Sie, was das exakte Gegenteil von Stress ist? Richtig: guter, tiefer Schlaf. Schlaf ist die beste Meditation, um die Aussage des Dalai Lama noch einmal zu wiederholen.

Den Dalai Lama zitiere ich hier übrigens als Philosophen und nicht als religiösen Führer. Und ich möchte hinzufügen: Schlaf ist auch die beste aller Entspannungsübungen. Wer gut schläft, braucht keine weiteren Entspannungsübungen zum Glücklichsein.

Natürlich haben auch gute Schläfer Stress, jeder Mensch hat Stress, aber beim guten Schläfer ist der Stress ausbalanciert, das heißt, Stress und Entspannung sind im Gleichgewicht. Und da Schlaf die höchste Form der Entspannung ist, kann man genauso gut auch sagen: Stress und Schlaf sind im Gleichgewicht. Denken Sie noch einmal an das Stress- und Anti-Schlafhormon Cortisol: Tagsüber steigt es an, vor allem in stressvollen Situationen, nachts im Schlaf fällt es auf sehr niedrige Werte ab, am nächsten Tag steigt es dann wieder an (allerdings durch den Entspannungseffekt des Schlafs in der Nacht zuvor nicht exzessiv), nachts fällt es dann wieder ab usw. Das ist das Gleichgewicht zwischen Stress und Schlaf, das ich meine.

Wird der Stress jedoch zu stark, gerät das System aus dem Gleichgewicht, ja geradezu in einen Teufelskreis. Auch über den haben wir schon gesprochen: Durch starken Stress steigt das Cortisol exzessiv an, nachts können wir wegen seiner wach machenden Wirkung nicht richtig schlafen, dadurch fällt es auch weniger ab, den nächsten Tag beginnen wir bereits mit erhöhten Spie-

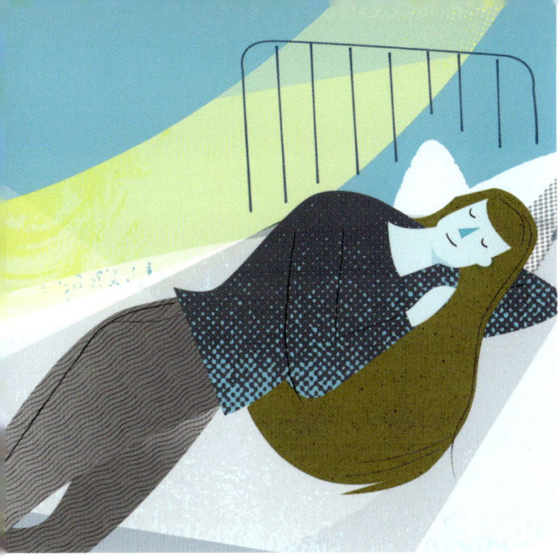

niveau allerdings bestehen, dann beginnt der Teufelskreis genauso auch immer wieder von vorn. Und noch etwas sollten wir uns klarmachen: Schlechter Schlaf ist nicht nur eine Folge von chronischem Stress, sondern auch ein Signal unseres Körpers, dass wir nicht im Gleichgewicht sind. Schlechter Schlaf fordert uns auf, den chronischen Stress bei uns selbst zu diagnostizieren und uns zu fragen: Woher kommt dieser Stress denn eigentlich? Was ist es denn, das uns so belastet? Was ist es denn, das bei uns nicht in Ordnung ist? Und wie können wir die Dinge in Ordnung und ins Gleichgewicht bringen?

geln, die durch weiteren Stress noch stärker ansteigen, was uns in der darauffolgenden Nacht noch schlechter schlafen lässt.

Chronischer Stress ist ein Schlaf-Killer

Und genau aus diesem Grund ist chronischer, unbalancierter Stress die häufigste Ursache für Schlafstörungen! Schlafhygiene, müde machende Substanzen und Schlafrestriktion können hier schon sehr viel ausrichten, das System quasi überlisten und uns manch eine bessere Nacht bescheren. So fällt das Cortisol dann immer auch einmal auf die niedrige Ausgangssituation zurück. Bleibt das hohe Stress-

Aber werden wir doch auch hier konkreter. Wenn wir über Stress und Schlafstörungen sprechen, dann müssen wir uns mit 2 sehr unterschiedlichen Situationen beschäftigen, für die wir dann auch entsprechend 2 sehr unterschiedliche Anti-Stress-Strategien brauchen.

Die Nacht ist nicht zum Grübeln da!

Situation 1 ist nachts, wenn wir nicht einschlafen oder nicht wieder einschlafen können. Wenn wir daliegen, grübeln, den Tagesstress wieder hochkochen lassen und immer, immer wacher werden. Sie werden mir zustimmen, dass das unmöglich der beste Moment sein kann, um »die Dinge grundsätzlich in Ordnung bringen« zu wollen. Vielmehr brauchen wir hier eine Strategie, die das Gedankenkarussell unterbricht und das Stressniveau umgehend absenkt. Durch die ersten 6 Schritte von »Das Schlafwunder« sollten solche nächtlichen Momente zwar schon erheblich seltener geworden sein, aber ganz auf null sind sie möglicherweise noch nicht abgesunken.

Probleme sollten tagsüber gelöst werden!

Situation 2 ist hingegen so wie die, in der Sie sich jetzt gerade befinden. Sie machen sich grundsätzliche Gedanken darüber, was Sie in Ihrem Leben ändern und verbessern sollten, um weniger gestresst zu sein und besser schlafen zu können. Das sollten Sie am besten tagsüber tun, auf jeden Fall außerhalb der Schlafenszeit.

Das nächtliche Gedankenkarussell stoppen

Aber erst einmal zur Situation 1, in der Sie abends oder nachts wachliegen, grübeln, sich in stressvolle Gedanken regelrecht hineinsteigern oder sogar Existenzängste empfinden (die sich am nächsten Morgen dann ziemlich relativiert zu haben scheinen, sodass Sie das Gefühl haben, die kostbare Nacht umsonst geopfert zu haben). Noch einmal: Wenn Sie Schritt 1 bis Schritt 6 von »Das Schlafwunder« bis hierher einigermaßen konsequent umgesetzt haben, dann sollten Sie aus Ihrem Schlaftagebuch ablesen können, dass solche Nächte inzwischen wesentlich seltener geworden sind. Es könnte sogar sein, dass die letzte derartige Nacht schon sehr lange her ist. Dann kann ich Ihnen nur herzlich gratulieren. Sie haben das Ziel von »Das Schlafwunder« vorzeitig erreicht und können die letzten Seiten dieses Buches entspannt zu Ende lesen, wie ein Läufer mit großem Vorsprung vor dem Rest des Feldes, der nun ganz locker über die Ziellinie trabt. Vielleicht fehlt Ihnen ja aber auch noch etwas zu Ihrem Schlafglück. In diesem Falle bitte noch etwas konzentrierter dranbleiben, es könnte sich um ein entscheidendes Teil in Ihrem Schlafpuzzle handeln.

Was also tun, wenn man trotz Müdigkeit wach liegt und sich das Gedankenkarussell immer schneller dreht? Lernen Sie eine Entspannungsübung, wird dann häufig lapidar empfohlen. Falsch ist das nicht, aber eben meist nur so dahergesagt; Schlafstörungen werden auch von vielen Ärzten immer noch nicht richtig ernst genommen. Auch sind Entspannungsübungen oder Meditationen nur die halbe Miete. Selbst Menschen, die solche Übungen beherrschen und mit ihnen ein tieferes Entspannungsstadium erreichen können, schlafen deshalb noch lange nicht sofort ein. Den Anfang, um aus der nächtlichen Stress-Spirale herauszukommen, sollten Entspannungs- oder Meditationsübungen aber allemal bilden. Was aber ist die beste, was ist die richtige Technik? Auf diese Frage gibt es leider keine allgemeingültige Antwort. Schon in meinen früheren TRIAS-Büchern, z. B. »Die 50 besten Stress-Killer«, habe ich darauf hingewiesen, dass jeder die für ihn geeignete Entspannungstechnik oder Meditationsform selbst herausfinden muss. Die zweitbeste Entspannungstechnik für einen selbst sozusagen, denn die beste ist und bleibt der Schlaf!

Eine Entspannungsübung erlernen

Ich sehe es aber in der Tat als eine der Lebensaufgaben moderner Menschen an, wenigstens eine solche Technik zu erlernen und durch ständige Übung immer weiter zu verbessern.

Daher auch der Ausdruck Entspannungsübung, in dem mitschwingt, dass absolute Perfektion hier keineswegs das Ziel sein soll. Welche Übung am besten für einen selbst geeignet ist, hängt sehr vom eigenen Bedürfnis nach Spiritualität ab. Die folgende Liste an möglichen Entspannungsübungen und Meditationsformen ist – soweit das überhaupt möglich ist – nach »aufsteigender Spiritualität« geordnet:

- Progressive Muskelrelaxation nach Jacobson
- Autogenes Training
- Entspannungs-Apps oder Hörbücher über Entspannungsübungen oder auch Meditationen hören (Smartphone im Schlaf-Modus!)
- Achtsamkeitsübungen (Atemübung, Bodyscan), siehe dazu auch »Achtsam werden« aus unserer Glückscoach-Reihe
- Yoga und andere fernöstliche Meditationsformen
- Religiöse Meditation oder Gebet

Diese Liste erhebt weder Anspruch auf Vollständigkeit noch können die einzelnen Techniken hier im Detail ausgeführt werden. Dafür gibt es viele gute Bücher, in denen es schwerpunktmäßig nur darum geht. Sie soll Ihnen nur einen ersten Anhalt geben, bei welcher Technik Sie sich vielleicht selbst am ehesten sehen würden.

Um das nächtliche Gedankenkarussell zu stoppen, hat sich auch die so genannte kognitive Verhaltenstherapie als sehr wirksam erwiesen. Hierbei handelt es sich allerdings um eine Methode, die auf verlässlichem Niveau nur von Ärzten und ausgebildeten Psychotherapeuten angewendet werden kann. Im Internet finden Sie unter den Stichworten „kognitive Verhaltenstherapie“ und „Schlafstörungen“ in Verbindung mit dem Namen Ihrer Stadt entsprechende Informationen.

Natürlich können Sie auch selbst eine Entspannungsübung oder Meditation entwerfen und darin auch mehrere Elemente kombinieren. Die Übung »Zur Ruhe kommen« habe ich zum Beispiel selbst entwickelt und damit sowohl bei Patienten als auch bei mir persönlich sehr gute Erfahrungen gemacht. Sie besteht aus einem ersten Teil, welcher der sogenannten Achtsamtkeits-basierten Stressreduktion entstammt (MBSR für »Mindfulness-Based Stress Reduction). Danach folgt ein meditativer Teil mit positiven und beruhigenden Glaubenssätzen.

Und wenn Sie diese Übung dann abends oder nachts selbst anwenden, kann es auch passieren, dass Sie mittendrin einschlafen. Was natürlich das gewünschte und somit beste Resultat wäre. Eine Garantie gibt es hierfür aber nicht, und so kann es ebenfalls passieren, dass Sie hinterher »nur« entspannter sind, aber immer noch ziemlich wach. Deswegen habe ich vorher auch gesagt, dass Entspannung nur die halbe Miete beim Einschlafen ist.

Übung: Zur Ruhe kommen

Nehmen Sie ganz einfach Ihren Atem wahr, Ein-Aus, Ein-Aus, Ein-Aus, ohne ihn bewusst zu steuern oder verändern zu wollen, rein beobachtend, ihn einfach nur hinnehmen, nicht bewerten. Wenn Sie möchten, können Sie Ihre Atemzüge auch zählen, z. B. Eins-Aus, Zwei-Aus, Drei-Aus usw. Sie werden feststellen, dass Ihre Gedanken immer wieder abgleiten, andere Themen suchen, vielleicht sogar zu Ihrem nächtlichen Stressthema zurückkehren wollen. Lenken Sie Ihre Gedanken dann ganz einfach sanft zu Ihrer Atmung zurück, ohne Selbstkritik, ohne die Idee, etwas falsch zu machen, denn diese Idee gibt es bei der Achtsamkeit nicht. Alles ist einfach, wie es ist.

Lenken Sie Ihre Gedanken dann zu einem alles relativierenden Gedanken, wie zum Beispiel: »Es gibt keine Probleme, es gibt nur Entstehen und Vergehen.« Denken Sie über diesen Satz nach, wie er mit Ihrer Atmung zusammenhängt, wie er mit Leben und Tod zusammenhängt, wie vor diesem Hintergrund alle Probleme nichtig werden, und zu allererst Ihre Schlafprobleme.

Wenn Sie das Gefühl haben, diesen Gedanken bis in die Tiefe verstanden zu haben, begeben Sie sich gedanklich an einen Ort, an dem Ihr Körper und Ihr Geist zur Ruhe kommen. An das Ufer eines Sees zum Beispiel, oder an einen Strand, in die Berge, in einen Wald, wo immer es Ihnen besonders gut gefällt und Sie allein bei dem Gedanken daran tief entspannen. Stellen Sie sich diesen Ort in allen Einzelheiten vor und spüren Sie, wie Sie eins mit ihm werden.

Machen Sie sich dann frei von allem weiteren Wünschen und allem Wollen. Sagen Sie sich immer wieder: »Ich bin zufrieden, so wie es ist. Ich bin dankbar für alles Gute, das mir widerfahren ist. Alles ist gut, wie es jetzt ist. Ich bin frei von allem Wünschen und allem Wollen. Ich will nichts.«

Das sind natürlich nur Formulierungsvorschläge, die Sie nach Belieben für sich selbst adaptieren können. Aber ich bin sicher, dass Sie auch so schon gewirkt haben, allein beim Lesen. Sie können die Übungsanleitung auch ganz einfach aufsprechen – z. B. mithilfe der Sprachfunktion Ihres Smartphones – und während der Übung abspielen lassen. So ist die Übungsdurchführung auch ohne Buch möglich.

Den ruhelosen Geist mit Geschichten beruhigen

Wie geht es also in diesem Fall weiter? Oft wird empfohlen, in einer solchen Situation lieber aufzustehen und sich einer anderen Tätigkeit zu widmen, statt im Bett liegen zu bleiben. Ich halte nicht so viel davon, da wir auf diese Weise nicht nur den Schlaf, sondern die Nachtruhe als Ganzes opfern. Meiner Erfahrung nach ist es viel hilfreicher, sich mental anderswohin zu bewegen und dabei körperlich ruhig im Bett liegen zu bleiben. Gerade wenn das Gedankenkarussell sich nach der Entspannungsübung erneut zu drehen beginnt, brauchen wir etwas, das uns dort herausholt und in eine ganz andere Gedankenwelt entführt.

Und das geht am besten über Geschichten. Geschichten, die wir erinnern, die wir uns ausdenken, die wir lesen oder die wir hören. Geschichten haben die Kraft, unser Gehirn regelrecht umzupolen. Selbst wenn wir von einem stressvollen Gedanken geradezu besessen und an ihn gefesselt sind, kann eine Geschichte uns an die Hand nehmen und in eine Parallelwelt führen, in der es unser stressvolles Problem nicht gibt. Sich Geschichten selbst auszudenken mag manchem zu anstrengend vorkommen, gerade nachts. Deswegen empfehle ich, aus einer der folgenden Möglichkeiten auszuwählen.

Geschichte erzählen: Erzählen Sie im Geiste eine Geschichte nach. Das kann ein Buch sein, das Sie kürzlich gelesen haben, oder ein Film, den Sie neulich gesehen haben. Versuchen Sie in Ihrer Nacherzählung möglichst detailliert zu sein, alle Figuren und Nebenstränge zu erinnern und sich bildlich vorzustellen.

Geschichte lesen: Lesen Sie einen Roman. Ja, dafür brauchen Sie Licht, entweder die Nachttischlampe oder das Licht des E-Readers, das ist mir schon klar. Aber das ist in diesem Fall das kleinere Übel, die Befreiung aus dem Gedankenkarussell steht jetzt an erster Stelle.

Geschichte hören: Hören Sie ein Hörbuch. Und dieses Mal meine ich nicht eines, dass sich direkt mit Entspannungstechniken beschäftigt, sondern eines, das eine richtige Geschichte erzählt, also im Prinzip auch einen Roman. Der Vorteil: Sie brauchen kein Licht und mit den modernen Bluetooth-Kopfhörern noch nicht einmal ein Kabel.

Testen Sie diese Möglichkeiten ruhig einmal aus und entscheiden Sie sich dann für diejenige, die Ihnen am meisten liegt und für Sie am besten funktioniert. So viel zur nächtlichen »Akutintervention«.

Schritt 7: Stress und Entspannung ausbalancieren

- [x] Chronischer Stress ist die häufigste Ursache für Schlafstörungen.
- [x] Jeder Mensch sollte es sich zu einer seiner Lebensaufgaben machen, die für ihn oder sie »zweitbeste Entspannungsübung« zu finden (der Schlaf selbst wird immer die beste bleiben).
- [x] Die nächtliche Akutintervention bei hochkochendem Stress besteht zunächst darin, diese zweitbeste Entspannungsübung anzuwenden.
- [x] Danach sollte man sich in die Parallelwelt einer Geschichte entführen lassen, die man sich entweder selbst erzählt, die man liest oder die man hört.
- [x] Schlafstörungen sollten auch als Aufforderung verstanden werden, sich zu fragen, was man in seinem Leben ändern möchte, um das zu erreichen, wofür es sich wirklich zu leben lohnt (Igikai).

Was raubt Ihnen den Schlaf?

Bleibt also noch Situation 2, in der wir uns mit dem eigentlichen Problem beschäftigen, das unseren Schlafproblemen zugrunde liegt. Was nagt an uns, was ängstigt uns, wo ist etwas in uns so sehr in Unordnung geraten, dass wir nicht mehr schlafen können? Welches existenzielle Problem raubt uns im wahrsten Sinne des Wortes den Schlaf? Mit diesen Fragen stoßen wir einen Prozess an, in dem wir uns besser kennenlernen. Denn wenn wir nicht unter einer der Krankheiten und Störungen aus Schritt 2 leiden, hat unsere Schlafstörung irgendetwas mit uns selbst zu tun, will uns etwas sagen und eröffnet uns damit die Chance, unser Leben zu verändern, und zwar zum Guten.

Spontan würden die meisten Menschen auf diese Fragen in etwa so antworten: »Im Augenblick bin ich gerade ziemlich gestresst wegen X oder wegen Y. Wenn das vorbei ist, werde ich sicher auch wieder besser schlafen.« Aber das ist nicht gemeint. Vorübergehender Stress erzeugt auch nur vorübergehende Schlafstörungen. Werden diese chronisch, steckt eben auch sehr häufig ein tiefer sitzendes Problem dahinter. In Wirklichkeit geht es dann also um Fragen wie:

- Bin ich in meinem Beruf wirklich glücklich oder will ich im Grunde eigentlich etwas ganz anderes tun? Und wenn das so ist, wie könnte ich das erreichen?
- Bin ich in meiner Beziehung glücklich? Will ich sie im Grunde gar nicht mehr oder will ich sie schon auf jeden Fall behalten, allerdings etwas daran grundsätzlich ändern?
- Leide ich unter dem schlechten Verhältnis zu meinen Kindern? Kann ich irgendetwas tun, um dieses zu verbessern?
- Wohne ich an dem Ort, an dem ich wirklich wohnen will? Oder zieht es mich eigentlich ganz woanders hin?
- Finde ich vor lauter Schulden nicht in den Schlaf? Kann ich irgendetwas tun, um diese Schulden loszuwerden, zum Beispiel mein Haus verkaufen und in eine kleinere Wohnung ziehen?
- Bedrücken mich Ängste vor Krankheiten oder vor dem Altern? Kann ich einen Weg finden, das Unausweichliche besser annehmen zu lernen?

Der Anfang eines neuen Lebens

Sie sehen, hier geht es nicht um Dinge, für die es eine einfache und schnelle Lösung gibt. Oder vielleicht gibt es sie, aber zum Punkt der Entscheidung zu gelangen, ist ein längerer und manchmal auch schmerzhafter Prozess. Es geht um nicht mehr und nicht weniger, als dass Sie für sich herausfinden, was Sie wirklich vom Leben wollen. Und was Sie auf dem Weg dahin über Bord werfen müssen. Die Japaner sprechen hier von »Igikai«. Für sich selbst zu definieren, wofür es sich zu leben lohnt. Und wofür nicht. Und dieser Prozess kann durch Schlafprobleme in Gang gesetzt werden, von denen man am Anfang noch nicht einmal ahnte, dass sie irgendetwas damit zu tun haben könnten. Ergreifen Sie also die Chance, Ihre Schlafstörungen als ein Signal zu verstehen, tiefer in sich hineinzuhorchen und einen lebensverändernden Prozess in Gang zu setzen. Insofern können Sie das Ende dieses Buch auch als einen Anfang verstehen. Als einen Anfang eines neuen Lebens.

Die Schlafwunder-Checkliste

Einfach regelmäßig wiederholen, z.B. einmal im Monat, und die eigenen Fortschritte dokumentieren.

Schritte	Punktzahl: Trifft nicht zu: 0 Trifft eher nicht zu: 1 Trifft eher zu: 2 Punkte Trifft zu: 3 Punkte
Schritt 1	
Ich habe gelernt, meine Schlafprobleme anzunehmen.	
Es ist mir gelungen, die Nachtruhe für mich als einen mental geschützten Bereich zu definieren und zu respektieren.	
Schritt 2	
Ich kenne mein Schlafprofil (persönliches Schlafbedürfnis, Chronotyp, Art der Schlafstörung).	
Ich weiß jetzt, ob medizinische Gründe für eine Schlafstörung vorliegen oder nicht (spezielle Schlafstörung oder echte Krankheiten).	
Schritt 3	
Ich führe regelmäßig ein Schlaftagebuch.	
Ich schaue nachts nicht mehr als einmal auf die Uhr.	
Schritt 4	
Ich habe die »Big 3« der Schlafhygiene umgesetzt (Koffein, Elektronik, spätabendliche Arbeit).	
Ich respektiere die abendliche und die morgendliche 30-minütige Pufferzone der Nachtruhe.	
Ich habe die für mich persönlich wichtigsten weiteren Maßnahmen der Schlafhygiene umgesetzt. Trifft nicht zu: 0 Punkte Trifft eher nicht zu: 0,5 Punkte Trifft eher zu: 1 Punkt Trifft zu: 2 Punkte	
Schritt 5	
Ich habe Nahrungsmittel oder Nahrungsergänzungsmittel gefunden, die meinen Schlaf verbessern.	

Schritte	*Punktzahl:* *Trifft nicht zu: 0* *Trifft eher nicht zu: 1* *Trifft eher zu: 2 Punkte* *Trifft zu: 3 Punkte*
Ich habe ein pflanzliches Medikament gefunden, das meinen Schlaf verbessert.	
Ich komme ohne rezeptpflichtige Schlafmittel aus oder habe meine Dosis unter ärztlicher Aufsicht deutlich reduziert.	
Schritt 6	
Ich habe eine nächtliche Liegezeit definiert und halte diese auch streng ein.	
Es gelingt mir, außerhalb dieser Liegezeit nicht zu schlafen.	
Schritt 7	
Ich beherrsche eine Entspannungs- oder Meditationstechnik.	
Ich habe eine Möglichkeit gefunden, dem nächtlichen Gedankenkarussell durch eine Geschichte zu entkommen (in Gedanken selbst erzählt, gelesen oder gehört).	
Ich habe damit begonnen, mich auf die Suche nach der wirklichen Ursache für meinen chronischen Stress und meine Schlafstörungen zu begeben.	
Ich würde meine aktuelle Schlafqualität nach Schulnoten wie folgt beurteilen: ungenügend: 0 Punkte mangelhaft: 10 Punkte ausreichend: 20 Punkte befriedigend: 30 Punkte gut: 40 Punkte sehr gut: 50 Punkte	
Gesamtpunktzahl:	.... Punkte von 100 möglichen Punkten

Interpretation

76 Punkte oder mehr: sehr gutes Ergebnis, weiter so
51–75 Punkte: gut, aber ausbaubar, Hauptschwachpunkt identifizieren und den entsprechenden Schritt wiederholen
26–50 Punkte: Schwachpunkte identifizieren und die entsprechenden Schritte wiederholen
25 Punkte oder weniger: mit Ihrem Arzt sprechen, ob weitere Maßnahmen ergriffen werden müssen

Bibliografische Information der Deutschen Nationalbibliothek
Die Deutsche Nationalbibliothek verzeichnet diese Publikation in der Deutschen Nationalbibliografie; detaillierte bibliografische Daten sind im Internet über http://dnb.d-nb.de abrufbar.

Programmplanung: Sibylle Duelli
Redaktion: Anne Bleick
Bildredaktion: Christoph Frick
Umschlaggestaltung und Innen-Layout:
CYCLUS Visuelle Kommunikation, Stuttgart

Bildnachweis
Illustrationen im Innenteil: Daniela Sonntag, Stuttgart

1. Auflage 2017

© 2017 TRIAS in Georg Thieme Verlag KG
Rüdigerstraße 14
70469 Stuttgart

Printed in Germany

Satz und Repro: Reemers Publishing Services GmbH, Krefeld
gesetzt in Adobe Indesign CC 2015
Druck: AZ Druck und Datentechnik GmbH, Kempten

Gedruckt auf chlorfrei gebleichtem Papier

ISBN 978-3-432-10436-2

Auch erhältlich als E-Book:
eISBN (PDF) 978-3-432-10437-9

1 2 3 4 5 6

Wichtiger Hinweis: Wie jede Wissenschaft ist die Medizin ständigen Entwicklungen unterworfen. Forschung und klinische Erfahrung erweitern unsere Erkenntnisse. Ganz besonders gilt das für die Behandlung und die medikamentöse Therapie. Bei allen in diesem Werk erwähnten Dosierungen oder Applikationen, bei Rezepten und Übungsanleitungen, bei Empfehlungen und Tipps dürfen Sie darauf vertrauen: Autoren, Herausgeber und Verlag haben große Sorgfalt darauf verwandt, dass diese Angaben dem Wissensstand bei Fertigstellung des Werkes entsprechen. Rezepte werden gekocht und ausprobiert. Übungen und Übungsreihen haben sich in der Praxis erfolgreich bewährt.

Eine Garantie kann jedoch nicht übernommen werden. Eine Haftung des Autors, des Verlags oder seiner Beauftragten für Personen-, Sach- oder Vermögensschäden ist ausgeschlossen.

Geschützte Warennamen (Warenzeichen) werden nicht besonders kenntlich gemacht. Aus dem Fehlen eines solchen Hinweises kann also nicht geschlossen werden, dass es sich um einen freien Warennamen handelt.

Das Werk, einschließlich aller seiner Teile, ist urheberrechtlich geschützt. Jede Verwertung außerhalb der engen Grenzen des Urheberrechtsgesetzes ist ohne Zustimmung des Verlags unzulässig und strafbar. Das gilt insbesondere für Vervielfältigungen, Übersetzungen, Mikroverfilmungen und die Einspeicherung und Verarbeitung in elektronischen Systemen.

Besuchen Sie uns auf facebook!
www.facebook.com/trias.tut.mir.gut

Lassen Sie sich inspirieren!
www.pinterest.com/triasverlag